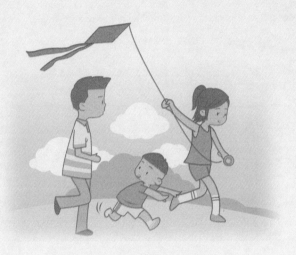

组织编写　全国妇幼健康研究会科普专业委员会

丛书总主编　张　巧

妇幼健康知识科普丛书
——0~5岁儿童健康指导手册

主　编　毛　萌

副主编　童梅玲　余晓丹　向　莉

编　委（以姓氏笔画为序）

马俊娥　毛　萌　向　莉　吴　婷　何彦璐

余晓丹　汪志凌　金志娟　郑　蓉　姜艳蕊

姚天红　崔燕辉　喜　雷　童梅玲　霍亭竹

人民卫生出版社

·北京·

图书在版编目（CIP）数据

0~5岁儿童健康指导手册 / 毛萌主编 . —北京：
人民卫生出版社，2022.6
（妇幼健康知识科普丛书）
ISBN 978-7-117-32875-3

Ⅰ.①0… Ⅱ.①毛… Ⅲ.①儿童 —保健 —手册
Ⅳ.①R179-62

中国版本图书馆 CIP 数据核字（2022）第 028684 号

人卫智网	www.ipmph.com	医学教育、学术、考试、健康，
		购书智慧智能综合服务平台
人卫官网	www.pmph.com	人卫官方资讯发布平台

妇幼健康知识科普丛书
——0~5 岁儿童健康指导手册
Fuyou Jiankang Zhishi Kepu Congshu
——0~5 Sui Ertong Jiankang Zhidao Shouce

主　　编：毛　萌
出版发行：人民卫生出版社（中继线 010-59780011）
地　　址：北京市朝阳区潘家园南里 19 号
邮　　编：100021
E - mail：pmph @ pmph.com
购书热线：010-59787592　010-59787584　010-65264830
印　　刷：三河市潮河印业有限公司
经　　销：新华书店
开　　本：889×1194　1/32　　印张：5.5
字　　数：153 千字
版　　次：2022 年 6 月第 1 版
印　　次：2022 年 7 月第 1 次印刷
标准书号：ISBN 978-7-117-32875-3
定　　价：30.00 元

打击盗版举报电话：010-59787491　E-mail：WQ @ pmph.com
质量问题联系电话：010-59787234　E-mail：zhiliang @ pmph.com

妇幼健康知识科普丛书

总 顾 问 江 帆

顾　　问 张世琨　魏丽惠　李 坚

总 主 编 张 巧

丛书编委会成员（以姓氏笔画为序）

王 芳（成都电子科技大学医学院附属妇女儿童医院）

王建东（解放军总医院第一医学中心）

毛 萌（四川大学华西第二医院）

华 彬（北京医院）

刘文利（北京师范大学）

孙丽洲（南京医科大学第一附属医院）

李 叶（北京医院）

李 莉（首都医科大学附属北京儿童医院）

李 瑛（江苏省卫生健康发展研究中心）

李从铸（汕头大学医学院附属肿瘤医院）

张 巧（北京医院）

赵卫东（中国科技大学附属第一医院）

胡丽娜（重庆医科大学附属第二医院）

徐先明（上海交通大学附属第一人民医院）

章红英（首都医科大学）

学术秘书 苗 苗（北京医院）

序　言

中国有 14 亿总人口,妇女儿童 8.8 亿,妇女儿童健康问题始终是人类社会共同面对的基础性、全局性和战略性问题,对人口安全、经济社会发展以及国家的全面发展都具有重大意义。妇幼健康是衡量人民健康水平的重要标志,也是一个国家文明程度的重要标志。面对当今世界百年未有之大变局,我们不仅要全力守卫妇女儿童生命安全与健康,更要从民族复兴、国家安全的高度,不断增进妇女儿童的健康福祉,这是全社会的共同责任。

习近平总书记多次强调,科技创新、科学普及是实现创新发展的两翼,要把科学普及放在与科技创新同等重要的位置。全国妇幼健康研究会始终坚持把提升妇幼健康领域的科技创新和推进科学普及作为同等重要的职责,团结凝聚各专业领域的权威专家和学科带头人,既加快学科发展,又把科普作为重点任务,共同积极推进,为提升妇女儿童健康水平作贡献。全国妇幼健康研究会于 2020 年 8 月专门成立了科普专业委员会,就是要在补短板上下功夫,探索科普之路,学会科普的方式方法,努力在妇幼健康领域多出精品,为实现新时代健康中国建设战略目标、提升妇女儿童健康水平提供重要的支撑。

我们高兴地看到,科普专业委员会在张巧主任委员带领下,各位专家齐心合力,针对妇女儿童健康需求,精心策划编撰了"妇幼健康知识科普丛书"。这套丛书内容丰富,覆盖了婴幼儿、青少年、孕妇、中老年的全生命周期,还详细介绍了生殖与避孕、女性肿瘤、乳腺疾病等妇科常见疾病的预防与治疗知识。这套丛书集科学性、独创性、通俗性、艺术性为一体,是一次生动而有意义的积极尝试。

参与这套科普丛书编写的专家,均为本领域优秀的权威专家,亲历了国家发展与进步的历史进程,几十年风风雨雨的经历与专业经验,形成了他们特有的品质与情怀,他们带着承前启后、继往开来的职责和使命,完成了编写。相信这是一套高品质的科普丛书,广大读者会在这里找到解决困惑与问题的满意答案。

这是一次难得的科普实践,是为提升公民科学素质做的一件惠及百姓的实事,也是各位专家一道向建党百年华诞的献礼!感谢各位专家的努力与付出!

最后,对本丛书的成功出版表示由衷祝贺!

第十二届全国人大农业与农村委员会副主任委员

国家卫生健康委员会原副主任

全国妇幼健康研究会会长

2021 年 6 月

前　言

作为父母,孩子的健康总是放在第一位的大事。

作为儿科医生,能为宝宝的健康分忧解难,将自己多年的积累转化为可以为父母所用的育儿武器,甚至成为父母不断积累基本医学知识的"来源",这一定是令人欢喜的。

本书由 15 位三甲医院的儿科、儿童保健 / 发育行为科、儿童临床营养的医生参与编写,主编和副主编都是领域内资深的专家。这本书的内容,可以说是我们繁忙医疗工作之余"乐在其中""意犹未尽"的补充。我们是一个愿意奉献的团队,每一位作者都面向目标人群推送过科普文章,内容涉及儿童保健、生长发育、常见病诊治过程中爸爸妈妈们经常咨询的问题,让家长在了解某种情况时不但"知其然",也"知其所以然"。

父母常常迫切需要了解一些关于孩子的基本医学知识,与孩子在一起的繁琐而有趣的日子里不至于犯错,同时最大限度地避免孩子患病,患病后得到正确的诊治。父母更需要获得一些基本的识别和处理常见症状的方法,从而淡定地处理好每一次的"异常情况"。父母还需要知道养育的基本知识和方法,不仅让孩子吃好,也要让孩子长好,不仅健康,而且智慧。

这本书从实际出发,将父母抚养孩子过程中遇到的常识问题进行梳理,并以简洁明了和较为生动的语言进行回答,分为"父母需了解的基本知识""喂养、营养与生长发育""睡眠""免疫接种""早期发现与发育相关的异常""儿童早期发展"以及"常见问题与疾病"共 7 个方面的内容,均是父母们最为关切的问题,希望能帮助到更多的父母。

积极的生活态度,充满正能量的家庭生活氛围,是孩子健康成长的基本保证。科学地养育孩子,而不要听信那些毫无根据的"神话",才能使孩子健康成长。

毛　萌

2022 年 3 月

目　录

第一章　父母需了解的基本知识 ················· 1

第一节　孩子出生了 ························· 2

1. 聊聊新生儿宝宝的特点 ················· 2

2. 具有历史意义的第一次拥抱 ············· 4

3. 出生后第一个月常见生理现象与问题 ······ 5

4. 新生儿期的回应性照护 ················· 7

第二节　护理、营养与生长 ················· 8

1. 母乳喂养——越早开始越好 ··············· 8

2. 什么情况下选择配方乳喂养 ············· 9

3. 饮食更多样化 ························· 10

4. 新生儿护理中需要注意的问题 ··········· 12

5. 了解婴儿期的体格生长规律 ············· 14

6. 建立生活规律：吃、喝、拉、撒、睡 ······· 14

7. 形成规律的作息 ····················· 16

8. 幼儿期常见的生长发育问题 ············· 17

9. 婴幼儿肠道微生态环境的建立 ··········· 20

第三节　家庭常见问题及其处理 ············· 22

1. 新生宝宝常见问题的家庭识别与处理 ····· 22

2. 为什么新生儿筛查项目必须要做 ········· 24

3. 婴儿期出现的溢奶或吐奶是不是病…………………… 25

4. 宝宝的哭闹 ……………………………………………… 26

5. 腹泻和拉肚子 …………………………………………… 28

6. 排便困难 ………………………………………………… 29

第四节　回应性照护与互动 ……………………………………… 31

1. 幼儿期孩子的"魔性" …………………………………… 31

2. 父母的回应在成长中的作用 …………………………… 33

3. 日常生活的自理能力 …………………………………… 33

4. 良好的生活习惯 ………………………………………… 34

5. 不要错过语言发育的敏感期 …………………………… 36

6. 与人交往：父母是榜样 ………………………………… 38

7. 礼貌与礼仪 ……………………………………………… 39

第二章　喂养、营养与生长发育 ……………………………………… 43

第一节　婴幼儿喂养 ……………………………………………… 44

1. 母乳喂养好还是奶粉好 ………………………………… 44

2. 喂母乳怎么知道宝宝吃饱了，母乳喂养要注意
   哪些事项 ………………………………………………… 45

3. 如何科学地储存母乳 …………………………………… 47

4. 宝宝辅食怎么添加 ……………………………………… 48

5. 食物过敏有哪些表现，怎样避免食物过敏 …………… 49

6. 幼儿的膳食原则 ………………………………………… 50

7. 怎样才能让孩子吃饭时不到处跑或边吃边玩 ………… 51

8. 幼儿可以吃零食吗 ……………………………………… 52

9. 儿童挑食偏食怎么办 …………………………………… 53

第二节　微量营养素缺乏 ………………………………………… 54

1. 孩子需要定期检查微量营养素吗 ……………………… 54

2. 孩子缺钙有哪些症状，如何科学补钙 ………………… 55

3. 孩子缺铁有哪些症状，如何科学补铁 ………………… 56

4. 孩子缺锌有哪些症状，如何科学补锌 ………………… 58

第三节 体格生长 ·· 59

  1. 如何科学利用生长曲线图监测孩子的体格生长 ····· 59

  2. 怎样可以让孩子长得更高 ···························· 62

  3. 孩子长得越胖越好吗,如何避免婴儿期过胖 ········ 62

  4. 宝宝生长缓慢怎么办 ································· 63

第三章 睡眠 ··· 65

第一节 睡眠常识 ·· 66

  1. 宝宝每天睡多长时间合适 ··························· 66

  2. 宝宝采取哪种睡眠姿势合适 ························· 68

第二节 睡眠困难 ·· 69

  1. 宝宝频繁夜醒怎么办 ································· 69

  2. 宝宝入睡困难怎么办 ································· 71

第四章 免疫接种 ·· 75

第一节 预防接种的基本常识 ······························· 76

  1. 一类疫苗和二类疫苗的区别 ························· 76

  2. 早产儿与预防接种 ··································· 76

第二节 特殊儿童的预防接种 ······························· 77

  1. 食物过敏与预防接种 ································· 77

  2. 湿疹与预防接种 ····································· 78

  3. 接种疫苗后出现反应如何处理 ······················ 79

第五章 早期发现与发育相关的异常 ·························· 81

第一节 发育异常的基本知识 ······························· 82

第二节 几种异常的早期识别 ······························· 83

  1. 孤独症的家庭早期识别 ······························ 83

  2. 脑性瘫痪的早期发现 ································· 84

第六章 儿童早期发展 87

第一节 儿童早期发展的理念 88
1. 儿童早期发展的意义 88
2. 养育照护促进儿童早期发展 89
3. 家长在儿童早期发展中的角色 91
4. 建立早期亲子关系的重要性 92
5. 认识儿童发展的差异 93

第二节 儿童早期发展的实施 94
1. 创设安全又自然的家庭养育环境 94
2. 了解宝宝的气质特点 95
3. 与宝宝互动与玩耍的要点 97
4. 融入生活的早期学习 98
5. 选择适合的玩具 99

第三节 感知与运动 101
1. 良好的视觉环境 101
2. 丰富的感官体验 102
3. 玩出心灵手巧 104
4. 促进感知发展的游戏示例 104
5. 促进运动发展的游戏示例 107

第四节 语言与认知 109
1. 早期亲子阅读 109
2. 培养宝宝读书的兴趣 110
3. 读懂宝宝的语言 112
4. 教给宝宝解决问题的方法 114
5. 促进语言发展的游戏示例 115
6. 促进认知发展的游戏示例 117

第五节 社交、情绪与自理 119
1. 教会宝宝社交的技能 119
2. 应对孩子的坏脾气 120

3. 放手让孩子自己来 ……………………………… 122

4. 促进社交、情绪的游戏示例 …………………… 123

5. 促进自理能力的游戏示例 ……………………… 125

第七章　常见问题与疾病 ……………………………… 129

第一节　儿童期常见问题 ………………………………… 130

1. 孩子高热，做好发热护理比着急去医院更重要 … 130

2. 感冒药不乱用——区分感冒和鼻炎 …………… 131

3. 止咳药不乱用——孩子咳嗽病因多 …………… 132

4. 腹泻的常见原因及家庭护理策略 ……………… 133

5. 呕吐的常见原因及家庭护理策略 ……………… 134

第二节　儿童常见疾病 …………………………………… 135

1. 幼儿急疹 …………………………………………… 135

2. 手足口病 …………………………………………… 136

3. 流行性感冒（流感）……………………………… 138

4. 轮状病毒性肠炎 ………………………………… 140

5. 湿疹 ………………………………………………… 140

6. 过敏性鼻炎 ……………………………………… 142

7. 儿童哮喘 ………………………………………… 145

8. 严重过敏反应 …………………………………… 146

9. 过敏性结膜炎 …………………………………… 148

第三节　儿童意外伤害 …………………………………… 149

1. 气管支气管异物吸入紧急处理策略 …………… 149

2. 常见误服的处理策略 …………………………… 151

3. 烧烫伤的正确处置与误区 ……………………… 152

4. 溺水的紧急处理 ………………………………… 154

第四节　家庭常备小药箱 ………………………………… 156

参考文献 ……………………………………………………… 157

第一章 父母需了解的基本知识

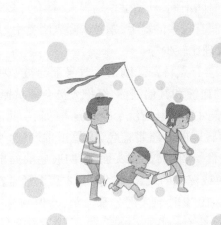

第一节　孩子出生了

1. 聊聊新生儿宝宝的特点

新生儿是指自出生后脐带结扎到生后满 28 天以内的婴儿,包括足月儿和早产儿。足月儿头发分条清楚,但数量和发质会有所不同,耳廓的软骨发育好,成形并直挺,指甲超过手指脚趾,男孩子的睾丸已经降到阴囊内,阴囊皱褶比较多,女孩子的大阴唇能覆盖小阴唇。早产儿根据早产的时间不同,外型上差别很大,具有许多不成熟的特征,比如耳廓塌、皮肤有较多的毳毛、睾丸未降入阴囊中、大阴唇不能覆盖小阴唇、足底纹理比较少等。

新生儿看起来会有点特别。刚出生时身上会被一些白色的胎脂附着,还有母亲的血液和其他液体,医护人员会擦拭掉一大部分,在第一次洗澡的时候才能将其清洗干净。健康的新生儿皮肤呈粉红色,有时在手、足和唇周围会略带蓝色,这是正常现象。80%~100%的亚洲新生儿会在骶臀部、肩部或头面部、四肢屈曲面出现边界不清的蓝灰色、蓝绿色或棕色的斑片,称为"蒙古斑",通常在出生后第1~2 年里消退,到 6~10 岁时绝大部分都会消失,但约有 3% 会持续到成年。背部和肩膀会有一些细小的毛发,几周后可能会自己消失。新生儿的头看起来比身体其他部位大,经阴道分娩的孩子经过产道的挤压,头还可能呈尖型,但不久后即恢复正常形状。在头顶前部及枕部会有两个柔软区域,称为"前囟"和"后囟",后囟一般在 2 月龄后不能触及,前囟一般在 10~24 月龄闭合,早产儿闭合的时间会延后。囟门闭合的时间差异大,不论早晚都有可能是正常现象。腹部常圆圆的略有突出,结扎后的脐带留有一小段残端,通常在 1~2 周后自行脱落。孩子刚出生时外生殖器往往都有些肿胀,这是由母亲的激素所致,可自行消退。男孩的包皮通常比较紧,无需强行翻开。他们的身体屈曲,保持手臂和腿弯曲并靠向身体,像在子宫里的姿势,不要将腿拉直包裹捆绑。

出生后会存在一些原始反射,又叫发育反射,不需要学习,与生俱来,比如吸吮反射等,出现于发育的某个阶段,随着大脑皮层抑制功能逐渐成熟而消失。

拥抱反射: 容易被爸爸妈妈注意到的反射,以为孩子胆子小或过于惊吓害怕,故又叫"惊跳反射"。婴儿头部相对于躯干突然下降或突然听到比较大的声响即可引出拥抱反射:宝宝的手臂外展、伸展并双手打开,随后上肢屈曲。拥抱反射出生后即存在,到 3~6 月龄时消失。

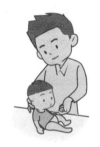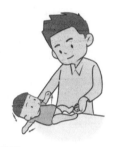

拥抱反射

踏步反射: 刚出生的婴儿竟然想"走路"哦,爸爸妈妈直立抱起来孩子脚接触床面的时候他们竟然开始了迈步。其实不是孩子真的想走路了,这是"踏步反射"。当婴儿保持垂直体位,脚与平坦表面接触时可以看到婴儿双下肢缓慢交替屈曲和伸展的踏步动作,到 1~2 月龄时消失。

非对称性颈强直反射: 儿童摄影师常常会利用这个反射让孩子摆出"拉弓射箭"的姿势,配上射箭的图案,煞有其事可爱至极。这个反射是由对迷路 - 脑干 - 脊髓通路(促进肢体伸展)的大脑皮质抑制降低所致,表现为头颈部转向的一侧上下肢伸展,而对侧的上肢屈曲,在 3~4 月龄时消失,提示大脑皮质的下行抑制投射成熟。

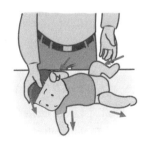

非对称性颈强直反射

Galant 反射(躯干弯曲): 将婴儿置

于腹部悬吊位,从胸段向腰段轻划其脊柱旁区域,将引出婴儿的躯干和髋部向刺激侧的运动。

如果在正常月龄应该存在的原始反射缺失,表现为非对称性的,或存在的时间超过了正常应该消失的时间,应就医寻求小儿神经科医生的进一步检查。

2. 具有历史意义的第一次拥抱

历经阵痛和分娩,伴随着一声清脆的啼哭,您的小天使降临到人世。助产士迅速地帮宝宝擦干全身、清理呼吸道分泌物并保暖,并立即把宝宝放在您的身上,进行皮肤接触(skin-to-skin,STS),你们开始了第一次的亲密拥抱。此时,利用新生儿的"觅食反射",帮助宝宝的嘴唇与母亲的乳头接触,以促进母婴依恋,并能促进母乳喂养的早期建立,对将来延长哺乳的时间也会有所帮助。您可能看过很多新生儿的照片,也看过宝宝的 B 超图片,想象过若干次宝宝的样子,但第一眼看到自己的宝贝,当你们四目相对的时候,您会本能地被迷住。这时候宝宝对您的声音、体温、心跳都会非常敏感,利用这最初的奇妙时间,给宝宝爱抚,跟宝宝讲话,宝宝会来寻找母乳,在这一刻,你们之间便建立了非同寻常的亲密的纽带。

让宝宝纵向趴在您裸露的胸和腹部,妈妈的手轻轻地抚摸孩子的背部,完成胸腹部的皮肤接触,注意确保宝宝的姿势安全,面部没有遮挡,气道不要被堵塞。出生以后应立即完成皮肤接触及第一次的母乳喂养,如果因为一些特殊原因,也最好在 1 小时以内开始,如果妈妈因为其他原因不能完成,可尝试由爸爸完成与宝宝的第一次皮肤接触和拥抱。

当完成妈妈与宝宝的第一次碰面皮肤接触和母乳喂养的同时,医护人员会完成结扎脐带,之后再测量身高、体重以及常规的护理。至此,妈妈将一直陪伴在孩子身边,促进随后的按需喂养。

除此之外,皮肤接触还能让宝宝感受到妈妈的心跳,使宝宝感到安全、平静,同时也能降低妈妈的皮质醇水平,从而保持生理指标稳定,提高疼痛阈值,减轻妈妈的疼痛感。

3. 出生后第一个月常见生理现象与问题

照顾新生宝宝，您可能会发现一些特别的情况，但下面的这些情况是新生儿的一些常见生理现象，大多不用过于紧张。

(1) 生理性体重下降：足月宝宝在生后的最初几天体重会下降，甚至下降的重量是出生体重的 10%，在第 5~6 天降到最低点，一般会在第 7~10 天恢复到出生体重，称之为生理性体重下降。这是因为初生的宝宝身体里水分比例比较大，在刚出生的初期水分丢失明显，尤其是经剖宫产分娩的纯母乳喂养的宝宝在生后第一周往往体重下降得更多一些。但如果体重下降过多应该寻求保健医生的帮助，评估完整的喂养过程及方法，为妈妈提供持续的哺乳支持以及必要的干预措施。

(2) 新生儿黄疸：新生儿因为胆红素生成较多、血浆白蛋白联合胆红素的能力不足、肝细胞处理胆红素的能力较差等原因，胆红素易在体内积聚引起皮肤、巩膜的黄染，当新生儿血中胆红素超过 5~7mg/dl 就可有肉眼可见的黄疸，是新生儿常见的现象。当胆红素水平短暂且正常地升高时，这种黄疸称为新生儿良性高胆红素血症，也就是传统意义上的"生理性黄疸"，见于大多数新生儿。一般在住院期间母婴同室都会常规对新生儿的胆红素水平进行检查，通过一种叫"经皮测胆红素"的无创技术，根据皮肤估测胆红素水平进行高胆红素血症的筛查。降低新生儿黄疸有效的措施包括加强喂养，从而增加胆红素排泄，促进母乳喂养，预防体重显著降低，以及提高母乳的产量。

根据固定的胆红素值分类区别"生理性黄疸"和"病理性黄疸"目前已存在争议，大多使用日龄或小时龄胆红素值或不同胎龄以及高危因素来综合判断胆红素水平是否处于安全状态，而不再用固定的数值来界定"病理性黄疸"。

伴有高危因素的宝宝发生胆红素脑病的风险增高，这些高危因素包括新生儿溶血、窒息、缺氧、酸中毒、脓毒血症、高热、低体温、低蛋白血症、低血糖等。黄疸通常首先在面部明显，然后是胸部、腹部、手臂,最后是腿部。您可将一根手指按在婴儿的额头或鼻子上(称为"漂白"皮肤),如果皮肤有黄疸,拿掉手指就会呈现黄色。通过按压胸部、臀部和膝盖骨性突起处的皮肤检查黄疸是否有进展。有明显皮肤黄染的宝宝,建议出院回家后的 1~3 天内去医院复查。当您发现孩子的黄疸进行性加重,或是出现以下表现:黄色在膝盖或膝盖以下的部位可见,外观更暗(从柠檬黄变为橙黄色),或者眼睛的"白色"呈黄色,发热、进食困难必须立即就医,如果出现嗜睡、烦躁难以安抚、脖子或身体向后拱起情况就比较严重了。

(3)马牙和螳螂嘴:细心的爸爸妈妈在宝宝哭泣或清洁口腔的时候偶尔会发现宝宝在口腔内上腭中线附近或牙龈部位有一个或多个黄白色质地较硬的小颗粒,俗称"马牙",这是口腔上皮细胞堆积或黏液腺分泌物积留所形成的,可自行消失,不会造成孩子口腔不适,也不会影响孩子进食。新生儿两侧颊部各有一个隆起的脂肪垫,俗称"螳螂嘴",因为吮吸需要唇、颊、舌、腭的恰当运动并整合同步进行,才能把乳汁挤入口腔,吸吮时,双侧颊部的脂肪垫能帮助孩子更好地形成口腔内的负压空间,并协同口周的肌群、舌和腭的运动,从而产生正压将乳汁从乳头中吸出。"马牙"和"螳螂嘴"都是新生儿正常的生理现象,不可擦拭或用针挑破,以免发生感染。

(4)乳腺肿大:由于来自母亲的雌激素中断,男婴、女婴都有可能在促性腺激素的作用下,性激素分泌一过性增加,在生后的 4~7 天可有乳腺增大,如蚕豆或核桃大小,并且可以是不对称的,甚至乳房偶尔会持续数日到数周分泌稀薄的乳状液体,2~3 周自然消退,切勿挤压以免继发感染。

(5)阴道分泌物:部分女婴在生后 5~7 天,阴道流出少量血性分泌物,俗称"假月经",或一些非脓性的分泌物,也是来源于母亲的雌激素突然中断所致,大概会持续 1 周,无需特殊处理。

(6)新生儿红斑:单纯痣,又称新生儿红斑、鲑鱼斑、鹳咬印或天使之吻,表现为在眼睑、眉间、上唇、前额中央或项背部的单个或多个压之褪色的粉红色 - 红色斑片,也可累及头皮、鼻、嘴唇和背部,可见于 40%~60% 的新生儿,通常在 1~2 岁自行消退,颈背部的红斑可能保持长期不变，但无不良后果。

(7)手脚抖动：宝宝有时候会出现下巴、手脚的细微抖动，或者手脚突然地张开拥抱动作后突然回缩，这与孩子的神经系统发育仍不够成熟有关，3月龄后孩子的这些现象会自行好转。但孩子如伴有双眼凝视、面色口唇发绀、节律性抖动等现象请就医。

4. 新生儿期的回应性照护

儿童早期高质量的养育照护是实现孩子未来潜能的重要保障，其内容包括健康、营养、安全保障、回应性照护及早期学习的机会。回应性照护是其中的关键要素之一，也会对其他4个方面产生积极的影响。回应性照护是指养育者在日常互动中感知孩子的暗示或需要（如动作、声音、姿态、口头请求等），能够准确地解释，并且做出及时、恰当、灵活、有感情的、可预测的回应。其由三个阶段组成：孩子的行为→养育者对这种行为做出支持性的反应→孩子感知到支持的结果。

对于刚出生的婴儿，回应性照护包括对孩子进行早期的皮肤接触、袋鼠式护理、母婴同室。孩子从出生就开始学习了，可以让孩子常常看到您的脸，听到您的声音。为孩子提供各种看、听和四肢自由活动的机会，轻轻地抚摸孩子，或者让孩子紧贴您的皮肤，给予充分的皮肤接触的机会。经常看着宝宝的眼睛，并对宝宝说话、微笑，特别是在哺乳和宝宝清醒的时候。即使不是母乳喂养，也要在喂奶时抱着宝宝，和宝宝说话或哼唱。经常模仿宝宝的声音、表情和动作，这对于宝宝来说是非常有趣的游戏，有助于宝宝学会与人交流。家长注意观察宝宝的表现，并及时予以应答。给宝宝提供四肢自由活动的机会，宝宝能够踢腿、移动并发现自己的手和脚，帮助宝宝用手去触摸家长的脸。用毛线、红布做成颜色鲜艳的红球，在宝宝面前慢慢移动，让宝宝看，帮助宝宝触摸玩具。

回应性喂养是回应性照护的延伸，这是一个双向的过程，宝宝可以通过声音、面部表情、动作以及觅食反射和吮吸反射传达饥饿和饱腹的信号。其中饥饿的信号表现为哭闹不止、吃手、喂养时张大嘴巴、微笑着注视照护者；饱腹的信号表现为双唇紧闭、扭头躲避、减慢或停止吮吸、吐出乳头或入睡、注意力不集中、边吃边玩。在这样的双向互动中宝宝的进食需求会得到满足,让宝宝觉察到这些回应是可预测的。在喂养的时候与宝宝进行交谈和目光接触,对预期的喂养行为进行沟通,喂养的过程缓慢、有耐心地鼓励宝宝进食,不强迫进食,环境舒适无过多的干扰,喂养尽量选择固定的位置。

第二节　护理、营养与生长

1. 母乳喂养——越早开始越好

母乳是被全世界公认的婴儿最好的食物,无论对母亲还是孩子的健康都有好处。孩子在出生后应立即与母亲皮肤接触(除非存在医学上不允许的情况),并且让孩子的嘴唇与妈妈的乳头接触,这样可以促进母乳喂养的启动,虽然这个时候不一定能吸出母乳,但婴儿的吮吸能刺激妈妈的神经系统及内分泌系统,增加泌乳素的分泌。母乳喂养在生后应尽快开始,最好是在 1 小时之内,并且在之后的时间母婴同室,让孩子全天候地待在母亲身边,继续促进之后的母乳喂养。

第一次当妈妈的女性,应该由经过训练的专业人员指导婴儿的正确姿势、衔接及乳汁排出等母乳喂养的技巧。不同的孩子喂养的频率存在差异,有的可以高达每小时 1 次,在产后 1~2 周平均为每日 8~12 次。吮吸是刺激妈妈分泌乳汁的最有效措施。

母乳喂养的时候妈妈要保持舒服的姿势。同时孩子应面向母亲身体,嘴巴正对乳头,颈部、头部、肩部和臀部在一条直线上。让孩子的嘴巴紧紧裹住妈妈的乳头及尽可能多的周围乳晕,母亲在孩子每次吸吮时应感觉到轻柔有起伏的无痛性运动。充分衔乳的表现包括:婴儿上下唇的角度约为 120°,下唇向外朝乳房方向外翻(上唇外翻程度较轻),下巴和鼻子贴近乳房,面颊饱满,舌伸出越过下牙嵴,下拉下唇可见舌与乳房接触。衔乳不良的征象包括:上下唇在嘴角处接触,面颊凹陷,与吸吮中断同步的咔哒声,下拉下唇时在乳头下方观察不到舌,吸吮后乳头皱起。健康足月的孩子应按需喂养,母亲观察到其饥饿和饱足的表现并做出及时的回应,恰当地调整喂养频率和持续时间,能够保证得到充分的泌乳刺激和增加乳汁的分泌。

2. 什么情况下选择配方乳喂养

配方乳自面世到现在,经历了大约一个世纪,已经有了非常多的改良和进步,一些接近于母乳的成分被合成并添加在配方乳粉中。但永远都不可能有一款配方乳能够完美地复制母乳中的独特成分。

尽管母乳是最适合宝宝的食物,但有时候选择配方乳喂养是不得已的事情。

常见的情况是母乳的分泌量或者经过乳房手术后的妈妈的母乳量不能满足孩子的生长发育需求。当初为人母的您已经努力尝试过充分哺乳或频繁吮吸、拜访泌乳顾问等方式,又经过专业儿童保健医生评估母乳的分泌量仍然不足以满足宝宝的需求时,您可以选择使用配方乳来补足母乳量不足的部分以保证宝宝的正常生长发育。

还有一些情况是不建议母乳喂养的,比如母亲感染、物质滥用(吸毒母亲)、孩子出生后的特殊情况等。以下情况属于母乳喂养的禁忌证,不得已要为孩子选择配方乳喂养。

(1)母亲感染 HIV,世界卫生组织推荐如果有可负担的、可行的、可接受的、可持续的、安全的替代喂养方式,感染 HIV 的母亲应避免哺乳;如果替代喂养方式不可行,则推荐纯母乳喂养。

(2)人 T 淋巴细胞病毒 Ⅰ 型或 Ⅱ 型阳性或患有布鲁氏菌病未治疗的母亲不应哺乳,也不能用挤出的母乳哺喂孩子。

(3)接种黄热病疫苗的哺乳期妈妈。因此,除非在不可避免会接触或者不能推迟接触病原体,不建议哺乳期的妇女接种黄热病疫苗。

(4)患结核性乳腺炎的妈妈,但结核性乳腺炎比较少见。

(5)婴儿半乳糖血症。半乳糖血症是一种遗传性代谢病,是母乳喂养的绝对禁忌证。患有该疾病的孩子无法利用半乳糖,而半乳糖是母乳中乳糖的成分之一。半乳糖累积会导致不良后果,包括生长迟滞、肝功能障碍、白内障及智力障碍（精神发育迟滞）。如果孩子无症状但其半乳糖血症初筛试验为阳性，母亲应立即停止母乳喂养，建议可将母乳挤出并贮存，待明确诊断后再作处理。

（6）妈妈如果使用违禁药品苯环利定或可卡因，则不可母乳喂养，因为这类药物可能对孩子的发育造成远期的负面影响。

可能有一些妈妈需要一些灵活的时间去做其他的事情，也会选择用奶瓶喂孩子吃配方乳。有的可能因为孩子出现严重牛奶蛋白过敏需要暂时选择特殊配方乳。

我们鼓励妈妈们纯母乳喂养，因为母乳是最适合孩子的食物。但因各种原因不能选择纯母乳喂养，并不代表您就不是好妈妈了。不论您是因为什么原因选择了配方乳，还是因为疾病等原因需要离断母乳，内疚和感到难过是很正常的现象，请试着善待自己，无论有没有给孩子纯母乳喂养或者必须要断崖式离断，您是孩子的母亲，哺乳并不是您和孩子唯一的连接，您已经给了孩子许许多多宝贵的馈赠。

3. 饮食更多样化

母乳是婴儿出生后最佳的食物来源，正确、充分的母乳喂养可完全保证 6 月龄以内的婴儿对营养及生长发育的需求，如母亲因为各种原因无法给婴儿喂母乳时，采用混合喂养或单纯的配方奶喂哺也能满足 6 月龄以内婴儿的生长发育。

6 月龄后，虽然母乳 / 配方奶仍然是婴儿主要的营养来源，但其摄入已不能满足婴幼儿生长发育所需的全部能量和营养，尤其是对铁、锌、维生素 B_6、维生素 C 等的需求。婴儿满 6 月龄时必须尽快引入各种营养丰富的食物。此外，在这一阶段适时添加与婴幼儿发育水平相适应的不同口味、不同质地和不同种类的食物，可以促进婴幼儿味觉、嗅觉、触觉等感知觉的发育，锻炼其口腔运动能力，包括舌头的活动、啃咬、咀嚼、吞咽等，并有助于其神经心理以及语言能力的发展。

由于不同种类的食物提供的营养素不同，因此，只有多样化的食物才能提供全面而均衡的营养。其中谷物类食物，如米粉、稠粥、软饭、面条等，含有大量的碳水化合物，可以为婴幼儿提供能量，但除了婴儿强化米粉外，一般缺乏铁、锌、钙、维生素 A 等营养素；动物性食物，如鸡蛋、瘦肉、肝脏、鱼类等，富含优质蛋白质、铁、锌、维生素 A 等，是婴幼儿不可缺少的食物；蔬菜和水果是维生素、矿物质以及纤维素的重要来源之一，具有多样的口味和质地，有助于婴幼儿学习和适应食物不同的味道、质地等；豆类是优质蛋白质的补充来源；植物油和脂肪可提供能量以及必需脂肪酸。

各种食物的添加应遵循以下原则：

（1）逐步添加食物种类，一般首先引入含铁米粉，再逐渐加入水果、蔬菜、肉类及禽蛋类。

（2）选择孩子健康、消化功能正常时添加。

（3）每种食物的添加应循序渐进，由少到多，由稀到稠，由细到粗。

（4）进食每种新食物后需观察 1 周左右时间，判断有无过敏或不耐受表现。

（5）根据国情和家情调整添加的食物种类，不完全照搬他人及国外经验。

（6）不强求添加的食物面面俱到，保证每一大类食物的摄入量即可。

（7）生长发育状况是评价食物添加合适与否的最好标准。

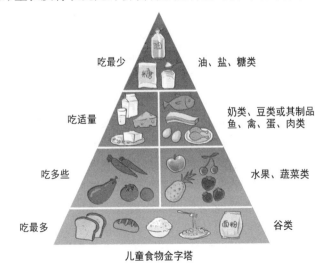

儿童食物金字塔

4. 新生儿护理中需要注意的问题

这个刚刚降临的软绵绵的小家伙,您可能怎么看都看不够,但作为新手爸妈,换尿布、洗屁股和吃奶都常常搞得手忙脚乱如临大敌。相信你们很快就会泰然自若地处理好这一切,成为一名持"合格证"上岗的父母。

拍嗝:吃奶的时候常常会吞入一些空气,这会让孩子感到不舒服显得烦躁不安,不论母乳喂养还是人工喂养的孩子都会出现这样的现象。拍嗝可以帮助孩子排出吞入的气体,可以将孩子竖直抱起在胸前,头靠在您的肩膀上(需注意有无捂住口鼻或吐奶误吸),一只手扶住孩子的头和背,另一只手窝成空心状在其背上轻轻地拍打,但孩子也不是每次都会打嗝。也可以扶着孩子坐在您的膝盖上,一只手支撑其胸部和头部,另一只手轻轻拍背。

洗澡:洗澡是一种很好的放松方式,可以帮助孩子入睡,水和冲洗也会给孩子带来乐趣。给孩子洗澡前,先接好一盆水,温度40℃左右,也可以用您的手肘试试水温觉得温热即可,水深在5cm左右,如果从水龙头直接放水应避免烫伤孩子,水温设定不能超过49℃。提前准备好毛巾、沐浴洗发露、戴帽子的浴巾,室内温度调整至适宜。一只手托住宝宝的头部,先清洗宝宝的头发及面部,然后将身体其他部分放入水中,经常用温水泼在宝宝身上为其保暖,从上至下地将身体其他部分洗干净。特别要注意清洗腋下、耳后、脖子、腘窝等褶皱区域,还应注意清洗外生殖器。

特别提醒的是:如果您忘了准备什么东西或需要接电话等,必须把婴儿从水里抱起来一同带走,绝对不可以将婴儿独自留在浴盆内。洗完澡离开浴盆的时候,用连帽婴儿浴巾将孩子包住,防止头部受凉。如果您每次更换尿不湿的时候都会彻底清洁尿布区域,孩子可以不必经常洗澡,每周洗澡3次即可,但每天洗并不是不可以,因为频繁洗澡容易使皮肤表面分泌的油脂被洗去导致孩子皮肤干燥,所以洗完澡后应立即用毛巾拍干,涂抹一层润肤霜或乳液(根据季节调整涂抹的厚度),防止出现湿疹。

脐部：孩子出生的时候脐带会被剪断并结扎，脐带的残端形成一个创面，是细菌进入体内的一种途径，所以脐带的护理十分重要。一般情况下脐带会在出生后 1 周脱落，也可延迟至 3 周左右。脐带脱落延迟没有具体的定义，因为正常脐带脱落的时间本来就存在差异，一般来说如果出生 3 周后脐带仍存在，可能与潜在的免疫缺陷、感染或脐尿管异常有关。保持尿不湿折叠在脐部以下，将脐带暴露于空气中，有助于脐带干燥。脐带可以在未经干预的情况下脱落，但如有分泌物或怀疑感染可以使用 75% 酒精或 5% 聚维酮碘（碘伏）从脐带根部进行螺旋式向上消毒并消毒至脐窝以外。如有持续性渗血、脐轮红肿、脐窝有脓性分泌物或异味时及时去医院就诊。

尿布皮炎：也称为尿布疹，是婴儿和幼儿最常见的皮疹。尿布皮炎通常发生在直接接触尿布的凸起皮肤表面，包括臀部、下腹部、生殖器和大腿上部，因为局部环境潮湿，尿液和大便的化学刺激，大部分情况下是一种刺激性接触性皮炎，也可能因为尿布含有可能造成婴儿皮肤过敏的香料或染料等成分，发生一些其他的皮肤病或者感染。应选择一款适合自己孩子的尿不湿，尽量勤换尿布，轻柔地清洁尿布区域，勿用力搓洗，清洁完毕后用软毛巾轻轻拍干尿布区域，每次更换尿布后使用护臀膏或糊剂。如发生尿布皮炎，建议患病期间有机会可以不穿尿不湿，让宝宝的屁屁露出来透透气。每 2~3 小时检查 1 次尿不湿，并及时更换，每次排便后立即更换。一次性尿布含有一层吸收性的凝胶内芯，可吸收高达其自身重量 80 倍的水分；其外层可快速吸收液体，并可防止液体从尿布漏回到皮肤。虽然没有证据证明一次性尿布在减少尿布皮炎上优于布尿布，但已经发生尿布疹的孩子仍建议使用一次性尿布。用温水和柔软的布清洁尿布区域，如皮肤发生溃烂，可以使用装满温水的喷壶冲洗清洁，随后用柔软的毛巾拍干尿布区域。同时每次更换均应涂抹护臀软膏或糊剂，最好是含有氧化锌或者凡士林成分的制剂。当患有重度尿布皮炎（广泛红斑、疼痛性糜烂、丘疹和结节）或继发感染时，建议到皮肤科就诊遵医嘱处理。

5. 了解婴儿期的体格生长规律

常用于反映婴儿体格生长的指标有：体重、身高 / 身长、头围、坐高。

体重是指人体各器官、系统、体液的总重量，其中骨骼、肌肉、内脏、体脂、体液为主要成分，反映孩子营养状况，容易受营养、辅食添加、疾病等影响，是常用于反映近期营养状况的指标。1 岁以内是孩子体重增加最快的时期，是"第一个生长高峰"，体重在出生后至前 3 个月增长速度最快，一般每月增长 600~1 000g，3~6 月龄平均每月增长 600~800g，到 1 岁的时候一般为出生体重的 3 倍。

身高 / 身长是指头、脊柱与下肢长度的总和。主要反映孩子长期的营养状况，短期内影响生长发育的因素例如营养、疾病等，一般对身高 / 身长影响不明显。身高 / 身长受遗传、种族、宫内生长水平、营养状态、环境的影响较为明显，但遗传的影响一般在 2 岁后才体现。1 岁内是孩子的第一个生长高峰，约增长 25cm，前 3 个月身长增长 11~13cm，等于后 9 个月的增长值。

头围是指从眉弓上缘经枕骨结节绕头一周的长度，是反映颅骨生长和脑发育的一个重要指标，2 岁以内最有价值，连续定期测量意义更为重要，头围的大小也常常受遗传的影响。出生的时候平均头围是 33~34cm，1 岁的时候约 46cm。头围过小需警惕脑发育不良，增长过大过快需警惕肿瘤、脑积水等可能。

坐高是指从头顶到坐骨结节的高度，反映头颅和脊柱的发育。坐高和身高的比例随着年龄增长会下降。

6. 建立生活规律：吃、喝、拉、撒、睡

"吃、喝、拉、撒、睡"这几件事贯穿了人的一生，是生存的生理需要，虽然其与生俱来，但对孩子而言是需要学习和培养的"技能"。爸爸妈妈辅助宝宝掌握这些技能的同时，更重要的是帮助宝宝把这些"技能"形成一套自己的良好的生活习惯，可使孩子受益终身。

吃 / 喝：吃喝是获取营养最直接的方式。除了给宝宝提供最适

宜的口粮,爸爸妈妈还须注意:选择正确的喂养方式,培养宝宝良好的饮食习惯,为其健康打下基础。识别宝宝发出的饥饿和饱腹信号,及时予以应答,是早期建立良好饮食习惯的关键。在最初的2~3个月可按需喂养;3个月之后逐渐定时,每3~4小时哺喂一次,全天大约6次;4~6个月时,逐渐减少夜间哺乳,帮助宝宝形成夜间连续睡眠。但每个宝宝都有自己的特点,爸爸妈妈注意的是不要因为某一餐进食量偏少就频繁喂养,打破既往的喂养节律。要保持两餐之间一定的时间间隔,给时间让胃排空,才不容易影响全天的进食总量。如果是婴幼儿期的孩子,孩子自己吃后,如果明显不足,可以帮助孩子再进食。一般来说,除非生病,否则孩子不会刻意去节食。一定的饥饿感其实可以促进下一餐的进食量,另外也让孩子明白该吃饭的时候不好好吃饭就会饿肚子,引导其自觉在"该吃饭时好好吃饭",从而建立规律的饮食习惯。

拉撒: 排便习惯的培养主要开始于如厕训练。一般在2岁后可以开始进行如厕训练。最好在孩子做好准备后再开始进行训练,过早开始反而会事与愿违、事倍功半。采用轻松、以儿童为导向的如厕训练方法。训练如厕时间每一个孩子不相同,每日应在同一时间,持续5~10分钟,每日1~2次。每天都应遵循这一常规,特别是在节日、假期或周末。使用成人马桶双脚触不到地面的孩子,给他/她提供脚部支持(使其舒适及放松盆底),可以使用一个凳子来垫脚。训练的第一步是大便训练。小便通常伴随大便一起出现,孩子在开始时可能分不清二者的区别,不过一旦大便训练开始后,大多数孩子(特别是小女孩)会迅速分清二者的区别。另外,孩子还要完成午睡及夜间上厕所训练。最好的方法是鼓励孩子入睡前或一睡醒就马上使用坐便器。

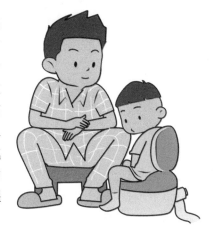

睡：睡眠是孩子健康生活中必不可少的一部分。很多父母都认同睡眠对孩子生长发育的重要性，使得这一问题也成为父母在养育孩子过程中最常担忧的问题之一。"我的孩子是不是睡得太少了？要睡多少小时才算够？和其他孩子比起来，为什么我的孩子睡得比较早 / 晚？为什么我的孩子睡觉总是哭闹，而别的孩子几乎可以一觉到天明？"孩子在不同年龄阶段有最佳的睡眠时间表，但经常让一些年轻父母沮丧的是这些建议却并不适合自己的孩子。这很正常，因为每一个孩子都有差异。例如，有些孩子能在出生后一个半月到两个月就建立固定的睡眠节奏，并且一睡就是好几个小时，一觉到天明；但是另一些孩子可能好几个月或者更长的时间都持续着难以预测的睡眠节奏。父母经常问医生："孩子白天应该睡多少小时，晚上应该睡多少小时？"其实这个问题并没有适用于每一个孩子的"标准"答案。特别是在 2 岁以前，孩子的个性、脾气以及环境因素等都会影响睡眠时长、入睡时间和睡眠质量。

注意观察孩子，和成人一样，白天也会有"昏昏欲睡"的时候，如果能在这个时候睡觉，睡眠质量要比其他时间睡觉时更好。所以睡眠的时机是良好睡眠的关键。也就是说优质的睡眠很大程度上和什么时候睡有关，而比睡了多久更重要。爸爸妈妈要注意观察孩子，发现孩子正在形成的生物钟，敏锐地识别身体发出的"要睡觉"的信号，帮助孩子按照自己生物钟的节律睡觉，以获得更好的睡眠质量。如果错过了这个时机，太早或太晚想让孩子睡觉就不那么容易了，或者即使睡了，睡眠的质量也会受影响（相关问题可参照第三章相关内容）。

7. 形成规律的作息

规律的作息对孩子的成长、生活及学习都有非常重要的作用，规律作息习惯的养成能让孩子具备良好的自我调节能力，也是良好心理健康的基石。

以下步骤可以让父母帮助孩子形成规律的日常作息：

第一步：确定重要的时间，例如进餐时间、零食时间、午睡时间和就寝时间。

制定作息时间表，一定要符合孩子所在年龄段的生理规律，比如，婴儿期的孩子白天至少两次睡眠，一岁半以后中午一次睡眠。让孩子养成良好的作息习惯，可以起到正向激励作用。可以一步步地完善，比如先设置有规律的午睡和就寝时间，孩子适应后再添加进餐和洗澡时间。

第二步：练习耐心。

开始时，孩子可能很难按照时间表执行，请尽量不要变得不耐烦或沮丧，因为孩子需要时间来习惯，让日常活动变得有规律。

第三步：在作息时间表里增加"仪式"元素。

比如，每天在睡前与孩子一起亲子阅读 10 分钟，或者睡前一个拥抱并说"我爱你，宝贝，晚安"。这样有助于孩子放松下来并准备好入睡。

第四步：努力实现一致性并为灵活性留出空间。

日常您需要尽可能地保持作息规律，但是仍需要注意灵活性，尤其是在假期和特色活动中，比如周末可以增加外出活动时间或去看电影，调整整个作息时间。

第五步：根据需要进行调整。

随着时间的推移，您会慢慢体会什么作息表对孩子及家庭是有效的，什么是无效的，甚至什么是起负面作用的，在现有的作息表上进行调整就很有必要，目的是让作息对您的孩子和家庭成员起到健康和积极的作用。此外，孩子的作息时间也不是一成不变的，即使一直很有规律的作息时间，也可能在某一天因为某些因素忽然被打乱。遇到这样的情况，父母要及时帮助孩子调整过来。

8. 幼儿期常见的生长发育问题

到了幼儿期，生长发育主要体现在两个方面：一是体格与器官系统发育更加完善，二是心理发育全面加速，即基本心理形态在幼儿期形成。

体格与器官系统发育与营养关系最密切，幼儿期宝宝适当的运动,比如走路、玩耍、跳跃等,对体格发育非常有帮助。

心理的发育与婴儿期心理发育相连接,不可分割。父母与养育者持续开展家庭与宝宝的互动,将认知与思维、语言与交流、情感与社交以及运动与健康多个方面融入日常生活中。父母的榜样作用也更加强大。

(1)体重不增或增加不理想:体重不增或增加不理想的情况还是比较常见的。评价体重的标准主要有两个:一个是其月龄的宝宝应该有多重才是正常的,取的是一个正常值范围;另一个就是达到某个身高的宝宝应该有多重才是匀称的,取的也是一个正常值范围。所以,只要宝宝用以上任何一个标准评价,体重在正常范围以内,就不用担心。

如果宝宝的体重的确不够,但差得不多,在一个标准差以内,就是说比平均值低10%~15%,也不用太担心。体重不够,可以从以下几个方面寻找原因:

1)突然出现的体重不增:多与这段时间吃得不够有关。宝宝每日应该得到的总热量,是从进食的食物中来的。如果宝宝吃得少,自然体重增加就受到影响。如果以前进食没有问题,突然出现吃得不好,又没有其他的不适(如发热、腹泻等),要注意以下可能:是否食物种类改变导致宝宝不适应;或者给予宝宝的食谱中,食物的配搭不好导致宝宝不喜欢;或者只是暂时的"厌食"。无论哪一种原因,都需要积极调整,改善进食状态。

2)宝宝是不是生病了:有些宝宝消化道出现了问题,大便改变,但不一定有发热或者腹痛,而可能表现为轻度的腹泻伴有腹部不适,导致不想吃东西。注意大便次数是否增加,大便的性状有没有改变,比如,是否是稀便或者水样便?便中有没有黏液?便中是否带血?如果只是大便次数增加,精神状态尚可,可以观察;如果大便中黏液多,甚至便中带血,或者大量水样便,就有必要咨询医生。不要轻易擅自给宝宝用抗生素。

3)还有的宝宝可能口腔内有溃疡,或者其他导致不吃东西的口腔问题,需要口腔检查排除一下。有的宝宝长牙比较迟,还处于长牙的阶段,对进食的食物比较挑剔,也是父母需要注意的。

4)生病后恢复期,需要时间追赶体重:宝宝刚刚生病后,体重增加不好,如腹泻或者上呼吸道感染或者罹患肺炎后。一般来说,疾病后需要 2~4 周的追赶生长时间,才能恢复到病前的体重。

5)体重增加一直不好,考虑宝宝自身的因素:如果一直以来进食量都比较小(婴儿期已经排除甲状腺功能低下),体重一直都不够或者处在正常体重值的下限,在排除了出生低体重或者小于胎龄儿的影响因素后,最好再用身长别体重这个指标来评价,即所在身长应该有的体重,如果体重还是不够,说明宝宝处于消瘦状态,须进一步检查,排除疾病引起的体重不增。

宫内发育不良,通常表现为出生时的体重与胎龄不符,体重轻,医学上称为小于胎龄儿。这部分宝宝生后的营养要在保健医生的指导下给予特别重视,制订详细的喂养计划。评价这部分宝宝,最好用身高(身长)别体重这个指标,而不是单看年龄别体重指标。

(2)超重或肥胖:孩子超重或肥胖是很多家庭面临的问题。

超重或肥胖可不是好事情。婴幼儿时期的体重过重或肥胖,都应该尽量避免,因为研究已经证实,这个时期的超重或肥胖,可能增加成年后肥胖和罹患代谢综合征的风险。

宝宝的体重应在正常值范围内,即在所在月龄儿的平均体重或者正负 1~2 个标准差范围内是最好的。

幼儿期的宝宝,是否超重或肥胖关键是食物配搭和饮食平衡。碳水化合物、蛋白质、脂肪三大物质的比例要适当,选择的食物要兼顾各种维生素和微量元素的提供。幼儿期的超重或肥胖,多与碳水化合物和 / 或脂肪进食量过多有关。

(3)身长(高)不够(矮小):身长(高)是反映幼儿时期生长发育的重要指标。大多数年轻父母对身长的重视已经超过了对体重的重视。最终的身高还受到遗传因素的影响,常说“父母高则儿女长得高”。但 2 岁以前,遗传因素对身高的影响还没有真正显示出来,所以,这个时期的身长可以比较好地反映宝宝的生长发育状况。

在我国,1 岁时的平均身长为 75~78cm,在 3%~5% 的范围内波动均属正常。2岁时为85~87cm,3岁时为93~95cm,上下波动3%~5%均属正常。如果身长低于该年龄平均身长的10%以上,应尽早到儿童保健医生处进行咨询获得指导,找到可能的原因,进行改善。

如果喂养和营养均正常,但身长仍然明显不够,除考虑遗传因素外,要排除其他内分泌代谢异常。

(4)不会走路或不喜欢走路:有少数宝宝走路可能比较迟一些。正常情况下,宝宝应该最迟在16月龄时能够单独行走。如果宝宝在一开始学习走路时出现站立不稳、下肢姿势不对、有无力感,就要立即去医院就诊。如果以上表现均不明显,但在18月龄还是不会走路,就需要做一些必要的检查,排除神经系统和肌肉骨骼系统的问题。

(5)不说话或说话延迟或说话不清:父母对宝宝的语言能力十分重视,尤其是1岁以后,如果宝宝总是不说话,父母就会很着急。

许多父母很早就开始教宝宝说话,而且希望宝宝早说话。但如果不遵循发育的规律,必然事倍功半。绝大部分宝宝说出一个词语的时间都在10月龄以后,说出完整的单词要在12月龄以后。说话延迟的可能原因有:生理性延迟、听力障碍、与发声相关的结构异常、某些疾病的表现之一,如自闭症(孤独症谱系障碍)、智力低下相关疾病等。

一般来说,只有5%左右的3岁以下儿童出现语言发育迟缓,而这里面的大多数宝宝只是说话时间延迟,而不是器质性疾病引起的。只有极少部分需要排除以语言发育延迟为表现的一些疾病,比如听力障碍(十聋九哑)。但如果是听力问题造成的语言障碍,应该在更早就能发现听力障碍的相应症状。

9. 婴幼儿肠道微生态环境的建立

人类肠道是一个生态系统,存在大量的微生物,肠道微生态即为肠道微生物群与宿主之间相互作用、相互影响的统一体。肠道也是人体最大的免疫器官。

早在妈妈肚子里,胎儿可能已开始形成微生态雏形。分娩过程更是肠道微生态形成的重要起跑线,与剖宫产新生儿相比,顺产新生儿通过与母体阴道分泌物接触,能有效获得来自母体的有益微生物,这些有益微生物在肠道内有效定植,从而能更好地促进肠道微生态的正向形成。出生后,随着宝宝的第一次呼吸和吮吸,肠道菌群便随着空气、食物、水等进入肠道并安营扎寨,不断壮大队伍,扩充地盘,并在 2 岁时逐渐形成与成人相似并能保持稳定和动态的肠道微生态系统。

生命早期 1 000 天(自母亲怀孕开始至宝宝 2 岁)是整个生命周期的关键时期,对人的一生起着决定性的作用,而生命早期健康肠道微生态的建立对婴幼儿各系统的生长发育至关重要,因各种因素导致的肠道微生态改变或结构异常与婴幼儿发生的过敏性疾病、腹泻/便秘等消化系统疾病及后期的肥胖等疾病息息相关。

在生命早期,喂养方式、饮食、环境、生活习惯、卫生条件、年龄增长等多种因素均会影响肠道微生态的组成与稳定,其中喂养方式、饮食结构及抗菌药物的使用对肠道微生态的影响有更为明确的结论。

生后早期,特别是 6 月龄内选择纯母乳喂养,是建立健康肠道微生态的第一步。母乳中含有丰富的生物活性物质和益生菌,母乳喂养儿肠道以双歧杆菌、乳酸杆菌等为优势菌群,而配方奶喂养儿则以梭状杆菌、拟杆菌、肠球菌及肠杆菌等为肠道优势菌群,双歧杆菌数量明显低于母乳喂养儿,菌群的多样性及丰富度也低于母乳喂养儿。

辅食添加后,婴幼儿肠道微生物的多样性及丰度增加,但饮食结构的不同使得个体间的优势肠道菌群也不同,这种差异在婴幼儿期较成人更显著。饮食中富含蛋白质和脂质的宝宝,肠道拟杆菌、梭状杆菌等比例较高,而长期以碳水化合物、膳食纤维摄入为主的宝宝,肠道普雷沃尔菌的比例较高。

围产期及婴幼儿期抗菌药物的使用对婴幼儿肠道菌群有重大影响。抗菌药物的使用会破坏婴幼儿肠道菌群的稳定性,导致菌群多样性下降,优势菌种如双歧杆菌、乳酸杆菌等受抑制,潜在致病菌比例增加及菌种耐药性增加,食物中的抗菌药物残留也可对肠道菌群产生类似影响。

从上述内容可以知道:①早期尤其6月龄内最好纯母乳喂养;②坚持均衡膳食;③坚持规律作息;④不滥用抗生素是婴幼儿建立健康肠道微生态的基础。

第三节 家庭常见问题及其处理

1. 新生宝宝常见问题的家庭识别与处理

(1)母乳性黄疸:是指发生在健康足月的纯母乳喂养儿中以非结合胆红素升高为主的高胆红素血症(是排除性诊断,须排除其他疾病引起的高胆红素血症)。胆红素峰值常在生后7~14天出现,黄疸持续2~3周甚至2~3个月才消退。婴儿除黄疸(皮肤色黄而鲜亮)外完全健康,吃奶好,二便正常,体重增长满意。停母乳24~72小时,胆红素迅速下降约50%,重新哺乳胆红素可再度上升,但不会达到原来的程度。母乳性黄疸可继续母乳喂养,达到干预标准给予光疗。当经皮测胆红素>15mg/dl时可暂停母乳3天。若一般情况良好,没有其他并发症,不影响常规预防接种。

(2)母乳喂养相关的黄疸:母乳喂养的新生儿在生后1周内,由于生后数天内热量和液体摄入不足、排便延迟等,血清胆红素升高,几乎2/3母乳喂养的新生儿可出现这种黄疸。这种情况常可通过增加母乳喂养量和频率而得到缓解,母乳不足可添加配方奶,不是母乳喂养的禁忌证。成功的母乳喂养是预防母乳喂养相关性黄疸的关键措施之一。反对给没有脱水的孩子喂水或葡萄糖,也不建议停止母乳喂养。

(3)脐疝:如果孩子哭闹的时候肚脐的位置膨出,有时候摸上去还有气体咕咕响,这是脐疝,因为孩子的腹壁肌肉没有完全发育好,存在一个小的裂缝,当腹压增加的时候腹腔里的组织可能经过这个小洞向外突出。脐疝发生嵌顿的概率比较小,大多数在2岁以内自愈,少数没有自愈的孩子需要手术封闭。不需要对突出的脐部施压绑住或者绑一枚硬币堵住,这样做是无益的。

(4)排便次数减少:在足月新生儿中,通常90%的正常新生儿会在出生后24小时内排出胎便,但早产儿排便可能有延迟。出生后第一周婴儿平均每日排便4次,但该频率根据吃母乳还是配方奶是有差别的。母乳喂养的婴儿在生后最初几日排便可以少至每日1次,随后随着母乳喂养量增加而大便次数增加。配方奶喂养的孩子平均每日排便2次,根据配方奶的类型而变化,例如水解酪蛋白配方奶的大便更松散更频繁一些。而母乳喂养的孩子平均每日排便3次,一些新生儿可能每次喂奶后都会排便,也有一些孩子可能最长达7日不排便,但这些孩子一般情况良好,没有消化道症状,体重增长正常。

如不能正常排便要警惕:

1)进食量不足:进食量少的孩子有可能2~3天一次大便,这类孩子往往伴有体重增长不足,当孩子的进食量趋于正常后大便会自行恢复正常。

2)消化道发育异常:常需要警惕的情况包括先天性巨结肠和肛门直肠发育异常。先天性巨结肠是一种结肠运动障碍的疾病,其原因是直肠及远端结肠神经节细胞先天缺失,受累的结肠段不能放松,导致功能性阻塞。有以下情况应警惕先天性巨结肠的发生:胎便延迟排出(生后超过48小时才首次排出胎便)、生后第1周出现便秘症状,腹部膨隆、呕吐。肛门直肠发育异常包括肛门闭锁、肛门前移等一系列异常。大多数肛门闭锁的孩子存在肛瘘,粪便可能从瘘管或阴道口排出,容易被忽视,肛门显著向前移位也可能引起排便困难,须检查有无肛门存在以及肛门是否位于会阴色素沉着区域。

(5)先天性甲状腺功能减退:新生儿先天性原发性甲状腺功能减退的发病率为1/4 000~1/2 000,这类孩子常在出生后数月内出现甲状腺功能减退的症状和体征,包括嗜睡、哭声嘶哑、喂养困难、常需唤醒接受哺乳、便秘、面部虚肿(黏液性水肿)和/或面容粗陋、巨舌、脐疝、囟门大、肌张力低、皮肤干燥、低体温和迁延性黄疸(主要是非结合型高胆红素血症)等表现。我国新生儿疾病筛查包括该疾病的筛查,大多数孩子已经能在发生症状前得到治疗,该病是一种可防可控的疾病,早期治疗预后较好。

(6)鹅口疮:是口咽假丝酵母菌病,常见于小婴儿,表现为颊黏膜、腭、舌或口咽表面覆有白色斑块。鹅口疮婴儿可能无症状,也可能因为疼痛而拒绝进食和吞咽。在没有症状、喂养良好且侵袭性假丝酵母菌病(感染其他部位或者进入血液)风险低的健康足月儿中,口腔假丝酵母菌病可能无需治疗,如果症状造成母亲或婴儿疼痛或造成任何一方的喂养问题,应采用适当的抗真菌药物治疗鹅口疮。但也有一些专家倾向于对所有婴儿进行治疗,包括风险较低和无症状的新生儿。治疗需要在医生的指导下进行。

2. 为什么新生儿筛查项目必须要做

孩子出生 48 小时后到出院前,医护人员会使用"筛查型耳声发射仪和 / 或自动听性脑干反应仪"给孩子完成听力筛查。出生 72 小时至 7 天内,医护人员开始询问您有没有给孩子充分哺乳,每天是否超过 6~8 次,如果答案为"是"的话,会在孩子足后跟取一些末梢血滴到滤纸片上做新生儿疾病筛查。

显著的永久性听力损失是一种常见的出生缺陷,每 1 000 名新生儿中就有 2~3 例,据估计,新生儿中度、重度和极重度双侧永久性听力损失的患病率为 1/2 500~1/900,每 1 000 名新生儿中有 6 例超过 30 分贝(dB)的单侧听力障碍,听力障碍可导致语言发育迟缓,行为和心理社会相互作用困难,以及长大后学习成绩差。而新生儿听力损失筛查有助于先天性听力障碍患儿的早期发现和干预。早期干预能够显著改善患儿的语言习得和学习成绩。所有的新生儿出生后均应进行听力筛查,此外具有听力损失高危因素的新生儿,即使通过听力筛查仍应当在 3 年内每年至少随访 1 次,在随访过程中怀疑有听力损失时,应当及时到听力障碍诊治机构就诊。

新生儿听力损失高危因素包括:①新生儿重症监护病房(NICU)

住院超过 5 天；②儿童期永久性听力障碍家族史；③巨细胞病毒、风疹病毒、疱疹病毒、梅毒或毒浆体原虫(弓形体)病等引起的宫内感染；④颅面形态畸形，包括耳廓和耳道畸形等；⑤出生体重低于 1 500g；⑥高胆红素血症达到换血要求；⑦病毒性或细菌性脑膜炎；⑧新生儿窒息(Apgar 评分 1 分钟 0~4 分或 5 分钟 0~6 分)；⑨早产儿呼吸窘迫综合征；⑩体外膜氧；⑪机械通气超过 48 小时；⑫母亲孕期曾使用耳毒性药物或袢利尿剂或滥用药物和酒精；⑬临床上存在或怀疑有与听力障碍有关的综合征或遗传病。

新生儿筛查的目标是在出现症状前发现危及生命或有损长期健康，并且已经证明了早期干预可以改善结局的疾病。这些疾病包括遗传性代谢病、内分泌紊乱、异常血红蛋白病、免疫缺陷、囊性纤维化和危重先天性心脏缺陷。尽早治疗这些罕见疾病可显著降低受累患儿的并发症发病率及死亡率。新生儿疾病筛查在全球各国测查的项目不尽相同，目的均是提早发现问题，及时治疗，避免残疾，保护孩子的生命安全。所有的新生儿均应该进行新生儿疾病筛查，从而发现患严重但有治疗可能的疾病的婴儿。新生儿筛查是为了识别需要进一步检查的新生儿，而不是提供确定性结果。

我国新生儿疾病筛查的主要项目包括：苯丙酮尿症(PKU)、先天性甲状腺功能减退症(CH)和听力障碍，某些地区则根据当地的疾病发生率选择如葡糖-6-磷酸脱氢酶(G6PD)缺陷病、先天性肾上腺皮质增生症等筛查，有些地区还开展串联质谱技术进行其他氨基酸、有机酸、脂肪酸等少见遗传代谢病的新生儿筛查，逐渐纳入先天性心脏病的筛查等。

3. 婴儿期出现的溢奶或吐奶是不是病

婴儿吃奶时，有时奶会顺着嘴角流出，或是吃完一会儿又"噗"一下地吐出来，这就是爸爸妈妈常说的溢奶或吐奶。无论是配方奶喂养还是母乳喂养的婴儿都可能出现溢奶或吐奶，2~4 月龄为发生的高峰，50%~60% 婴儿会出现溢奶现象。这种现象的发生和婴儿胃肠道的生理特点有关，婴儿食管短，胃容量小，胃排空慢，容易发生胃食管反流,即胃内容物反流至咽部、口腔,溢出口外,就是爸爸妈妈所看到的"溢奶/吐奶"。其次,溢奶/吐奶也和婴儿吃奶量有关,喂奶量越大,胃排空时间越长,胃内压力越高,也就更容易发生溢奶/吐奶。另外,若婴儿喂奶后是仰卧位,或喂养的奶头过大,吞入气体过多时,也容易发生溢奶/吐奶。

并非所有的溢奶/吐奶都是正常的。孩子生病时也会出现呕吐,令爸爸妈妈焦虑的是如何区别由疾病导致的呕吐和生理性的溢奶/吐奶。首先观察孩子发生溢奶/吐奶后的反应,如果孩子没有什么不适的表现,表情平静,没有痛苦地哭闹,没有发生呼吸问题,且孩子吐出来的东西也只有奶而没有奶之外的东西,如黄色的胆汁或血等,总之整体表现与平常没什么区别,大小便正常,重要的是定期健康检查时孩子体重增长正常,那么这种溢奶/吐奶大概率是生理性的。可以尝试不要过量、过频地喂养,顺应喂养或按需喂养,配方奶喂养的孩子可每次减少20~30ml,2~3小时胃排空后再喂,母乳喂养的孩子可适当缩短一次哺乳时间(<20分钟);喂奶时宜将孩子斜抱、半坐位或坐位,使上身竖直,吃奶后将孩子竖着抱20~30分钟,轻拍背部,帮助孩子打嗝,另外避免吃奶后频繁改变孩子的体位来改善溢奶/吐奶。有时这些措施改善的效果仍然有限,孩子还是会溢奶/吐奶。爸爸妈妈无需过度担忧,溢奶/吐奶会随着年龄的增长而消退。大部分的婴儿12~14月龄后会自行缓解。

但是,如果孩子出现下面的"危险信号":吃奶时姿势异常,表情痛苦,哭闹、拒食,进食时间较长(30~40分钟),恶心、频繁呕吐、呕吐物伴有血,或反复咳嗽,以及找不到原因的2~3个月体重增长不足或下降,应立即带孩子就诊,寻求儿科医师的帮助。

4. 宝宝的哭闹

伴随着哭声,宝宝呱呱落地来到这个世界。在宝宝还不能通过语言表达之前,哭声就是他/她和外界沟通交流的"语言"。哭是宝宝表达情感、对外界刺激反应的重要方式。宝宝通过哭声表达需求和意愿,通过哭声舒缓压力,通过哭声求得关注,带有明显的个性特点和丰富的感情色彩。哭并不代表不正常，这是宝宝的本能反应。面对哭声，许多年轻的父母不知所措，但是请相信自己身为父母的天赋，会本能地引导您通过察颜辨声来熟悉和了解宝宝这种独特的语言，根据哭声的高低、强弱、面部表情及手脚的动作来理解哭声所表达的真正含义，从而对孩子的哭声做出正确的回应。

对于几个月的宝宝，尤其是 3 月龄内的宝宝，解决哭闹问题的最好方法是迅速回应，第一时间满足宝宝的需求，给予足够的关注很重要，不要担心这样会"宠坏"他 / 她。及时的安抚可以缓解宝宝的压力，提高宝宝神经系统的整合能力。在满足宝宝需求的过程中，可以让宝宝看到或告诉宝宝您正在准备。对于宝宝的求助信号，爸爸妈妈要及时回应，但根据实际情况，必要的延迟满足也是可以的。

安抚的形式很多。如果宝宝不冷、尿片干爽、刚刚吃过奶，还是哭个不停，可以尝试下面这些方式，看看宝宝更喜欢哪些。

（1）摇动，用摇椅，摇动小床，或把宝宝抱在怀里轻轻来回摇摆。

（2）轻轻抚摸宝宝的头或拍打后背、前胸。

（3）打个襁褓。

（4）唱唱歌或和宝宝讲话。

（5）播放轻柔的音乐。

（6）抱着宝宝，或用婴儿手推车推着宝宝四处走走。

（7）有节奏的声音和振动。

（8）拍嗝。

（9）洗热水澡。

另外，转移宝宝的注意力，也是让宝宝停止哭闹的有效办法。大部分宝宝对声音都会有反应，一些可发出悦耳声音、铃声的小玩具都会吸引宝宝的注意力，而让宝宝安静下来。小镜子也有同样的功效，看到镜中的自己，宝宝会因为好奇，觉得有趣而静下来。给宝宝一些色彩鲜艳的物品如图书，宝宝可能看得着迷而忘了哭泣。此外，模仿宝宝的动作、逗逗宝宝或做鬼脸给宝宝看，都能引起宝宝发笑，停止哭泣。假如这些都不管用，有时更好的处理方法是让宝宝自己独处一会儿。很多宝宝不哭一下就睡不着，让他们哭一会儿反而可以更快地入睡。如果宝宝确实是因为疲劳很想睡才哭闹,通常不会持续很久。

假如宝宝哭声比平常尖锐而凄厉,或握拳、蹬腿、烦躁不安,无论做什么都无法安静下来,就可能是生病了。当身体不适引起疼痛时,不会说话的婴儿一定会用肢体语言和哭声来表达,会突然大哭,而且哭声特别尖锐或凄厉,先是长长的一声尖叫,然后是长时间的停顿,接着是较平缓的悲鸣,很难安抚。此时,应尽快带孩子就诊。

5. 腹泻和拉肚子

"拉肚子"是和"排便困难"齐名的另一困扰爸爸妈妈的常见育儿问题。爸爸妈妈口中的"拉肚子"一般是指大便次数增加或大便性状的改变,变得更稀。这种情况在医学上有个专门的名称叫"腹泻"。但实际上,爸爸妈妈口中的"拉肚子"并不一定就是医生口中的"腹泻"。随着生长发育的变化,大便的频率和类型随孩子的年龄、饮食和成熟阶段的不同而异。出生后最初 3 个月内,婴儿排便频率受喂养方式和配方奶类型的影响。母乳喂养的婴儿在出生后最初几日排便次数可少至一日 1 次,随后排便频率常随母乳喂养量增加而增加,平均每日 3 次左右。一些正常母乳喂养的婴儿可能每次喂奶后都会排便,每日会排 ≥ 8 次稀便,又或者可能最长达 7 日都不排便。配方奶喂养的婴儿平均每日排便 2 次,但不同的配方奶类型又略有不同。与牛乳配方奶相比,一些大豆配方奶往往使得大便更硬,排便次数更少,而水解蛋白配方奶则使得大便更松散,排便更频繁。到 2 岁时,平均排便次数已降至每日 1~2 次。4 岁以后,平均排便次数大约每日 1 次。

引起孩子腹泻的原因可分为感染性及非感染性。肠道内的感染可由病毒、细菌、真菌、寄生虫引起;肠道外的感染,如泌尿道感染、上呼吸道感染、肺炎、中耳炎、皮肤感染时也可产生腹泻症状。此外,抗生素治疗,尤其是大量使用广谱抗生素可引起肠道菌群紊乱,肠道正常菌群减少而发生腹泻。非感染性的因素主要包括:①饮食因素:喂养不当可引起腹泻,一般见于配方奶喂养的孩子;食物过敏(最常见的是牛奶过敏),高渗透活性碳水化合物(如高含糖量饮料或果汁,尤其是山梨醇或果糖含量高的果汁)摄入过多,或饮食中高膳食纤维含量食物摄入较多(如西梅、麦麸等)也会引起腹泻。还有原发或继发性双糖酶(主要为乳糖酶)缺乏或活性降低,导致肠道对糖的消化吸收不良而引起腹泻。②气候因素:气候突然变化、腹部受凉,使肠蠕动增加;天气过热,消化液分泌减少可能诱发消化功能紊乱而导致腹泻。

如果孩子发生了腹泻,且伴有以下症状:①持续 24~48 小时的发热;②异常颜色的大便,如大便呈红色或偏黑色;③持续 12~24 小时的呕吐;④呕吐物呈绿色、带有血丝,或呈咖啡渣状;⑤腹部隆起或严重腹痛;⑥烦躁,拒绝进食或喝水;⑦出疹或皮肤或眼睛变黄;⑧腹泻超过 24 小时没有任何好转,以及发生任何令爸爸妈妈担心的问题,都请立即前往医院就诊。

家里应常备口服补液盐。对不同原因所致的腹泻,医生可能有不同的治疗方案,但孩子一旦发生腹泻,身体内水分的丢失都会增加,随之带走的还有体内的矿物质。所以,如果孩子腹泻,保持其体内的水、电解质平衡非常重要。当孩子只是轻微腹泻伴有呕吐,可以按照比例兑一些电解质溶液给孩子喝,以维持其体内正常的水、电解质平衡。如果孩子出现尿量明显减少、哭闹时没有眼泪、眼窝凹陷、皮肤弹性变差、囟门凹陷等症状,表明孩子脱水了,应立即就诊。

腹泻的预防非常重要。养成良好的卫生习惯,如上厕所后,换尿布后以及处理食物前都要洗手;乳品应妥善保存,奶具、食具、便具、玩具等要定期消毒。坚持合理喂养。坚持母乳喂养,添加辅食时每次只添加一种,逐步增加。限制果汁和甜饮料的摄入量。不要轻易给孩子服用不必要的药物,尤其是抗生素。

6. 排便困难

宝宝排便困难是爸爸妈妈在养育过程中经常遇到的问题,一般认为排便困难和便秘是一回事。母乳喂养的婴儿发生排便困难和便秘的风险非常小。

但对婴儿而言,存在明显的排便费力却不一定提示便秘。有些健康的婴儿需要经过至少 10 分钟的用力排便和哭闹才能成功地排出软便,只是排便费力而并没有便秘,这种症状称为"婴儿排便困难"。出现这种症状的婴儿排出的大便是软便,且无任何肛裂的表现。婴儿大便困难是一种功能紊乱,大部分发生在小于 9 月龄的婴儿。婴儿大便困难通常会随着婴儿发育成熟而自行缓解。

另外一种"排便困难",通常表现为宝宝排便时特别用力,排出的大便粗、硬,甚至引起肛裂,一般一周才排便一次,这就是便秘了。婴儿便秘通常由膳食改变引起,例如过渡至固体食物或引入牛奶时。过渡为固体膳食时,由于过渡期膳食中的纤维和液体含量通常不足,这种情况下容易发生便秘。

对于配方乳喂养尚未开始进食固体食物的婴儿,可选择含有益生元的配方或部分水解配方,对缓解便秘或排便困难都有帮助。

对于已进食固体食物的婴儿,可用含山梨醇的水果泥。另外,为了增加婴儿固体食物中的纤维含量,还可用杂粮麦片或大麦麦片替代米粉,以及多选用一些纤维含量较高的蔬果泥,如西梅、豌豆、大豆、西蓝花泥等替代其他果蔬泥。

如果 1 岁及以上儿童大便较硬且排便费力,但疼痛轻微且无忍便不排行为、无出血、无肛裂,则需要在孩子的日常饮食中多添加一些高纤维的食物,如西梅、杏、李子、豌豆、大豆、西蓝花、绿叶蔬菜、红薯、全谷类等,同时增加孩子的饮水量,最好不吃或尽量少吃油煎、油炸食品。对孩子进行如厕训练也是预防和初始治疗便秘的重要措施。

如果优化饮食措施干预之后,孩子的排便困难仍未改善,尤其是儿童若有忍便不排的行为、排便疼痛、直肠出血或肛裂,请带孩子于医院就诊,可能需要联合一些其他药物治疗措施来软化大便并促进规律排便。

婴幼儿期的排便困难所致的便秘绝大多数是功能性的,尤其在学龄前儿童中更为常见,但若孩子的便秘还伴有发热、呕吐或腹泻、严重腹胀、"丝带样"便(大便非常细)、精神萎靡、体重减轻或体重增长缓慢、生长发育迟缓等症状时,请立即就医。

第四节 回应性照护与互动

1. 幼儿期孩子的"魔性"

有一天您会发现,两岁孩子"大发雷霆""原地打滚""乱扔东西"的模样。

他/她的玩具挡了路,有人帮他/她挪了一下;

有点黑,于是大人开了个灯;

想给他/她穿上精心挑选的新衣服;

要睡觉了,爸爸拉上了窗帘……

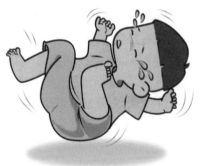

这些父母眼中的"小事",都可能触动两岁宝宝的神经,迎来一场原地情绪大爆炸!那具有穿透力的哭声和不讲任何道理的态度,一次次考验您的耐心,挑战您的极限。

妈妈们感叹,孩子就像是导演,"不是这样的"是他们的口头禅。

从心理学的角度思考"为什么"会这样,可能对父母有帮助。

(1)情绪控制能力不足:当遇到挫折、失望、限制或者被激惹时,成人常常能够控制自己强烈的情绪反应。但幼儿期的宝宝遇到此类事件,尚不能完全控制这种激烈的情绪,也不具备平静地表达自己诉求的能力,就像他们还不会完全表达幸福感一样。

所以,当孩子情绪激烈时,用温和的语气和孩子讲道理,或是用孩子感兴趣的事物适当转移注意力是比较好的方法。等孩子情绪稳定后,再帮助孩子解释他/她的情绪,让他/她明白自己发脾气的原因。

（2）自我意识觉醒：宝宝在学会走路以后，与周围的环境进行越来越频繁的互动，他们慢慢意识到自己是一个独立的个体，两岁后的孩子大多有了"自我意识"，什么都想要"自己"做，他们想证明自己的独立，想要能"控制父母"，想要证明自己再也不是那个躺在怀抱里的小baby。这种"无意识"的反抗和敌对，不是针对父母，而是自我的一种探索和成长过程。

把孩子"自己来"当作孩子渴望成长的信号，给孩子尝试和完成各种事项的机会。可以让孩子完成一些这个年龄段能够胜任的事情，如独立用勺子吃饭，用敞口杯喝水，打开水龙头洗手，用纸把手擦干，拉开衣服拉链，脱袜子脱裤子，收拾玩具，开灯关灯等，让他们在具体做事的过程中，找到"成就感"和"自信心"。

（3）行动能力与想法不匹配：孩子有了自我意识，什么都要自己来，但他们的能力往往跟不上他们的想法，例如两岁宝宝大多还不能独立完成穿鞋、穿衣的生活事项；又例如这个时期很多孩子已经开始进行如厕训练，但控制能力不完善，尿湿裤子让他们产生"尴尬"的负面情绪，随之而来的"挫败感"常常让他们发怒。

（4）想象力带来害怕情绪：两岁以后，孩子的想象力开始发展，接触的新事物也越来越多，但认知水平有限，外形奇怪的物品、突然的声响或电动玩具等都可能让他们产生害怕的情绪，哭闹成为害怕情绪的宣泄方式。

这时候父母不要打压孩子的情绪或嘲笑孩子胆小，而要接纳和帮助孩子解释这种情绪，耐心告诉孩子他 / 她看到的或听到的是什么。

2~3岁的孩子进入秩序敏感期的巅峰，处于"秩序敏感期"的孩子有着自己内在的秩序感，更倾向于看到事物维持最初的样子，不喜欢变化。

父母在这个时期应尊重孩子这种秩序感，"哪里拿的放回哪里"，并教导他们养成把物品放回原处的好习惯，同时也保持家里的整洁，给孩子一个好的榜样。

尽量不要在不征求意见情况下，当面移动孩子的玩具。

情绪本身没有好坏，发脾气不是严重行为问题的表现，执拗是这个年龄的正常现象，而不是因为娇惯，也不是"坏"孩子故意与父母作对，几乎所有的孩子都要经过这个时期，多数宝宝在 4 岁左右就不再出现类似的发脾气情况了。

2. 父母的回应在成长中的作用

"孩子这么小就不听话了，以后怎么办？""孩子现在有什么事、什么想法都不和我们说"，这是越来越多父母的苦恼。但父母们想过没有，在孩子的成长过程中，你们对他们发出的各种信号回应了吗？又是怎样回应的？要知道，在孩子的成长过程中，父母不当的甚至是错误的回应，不仅影响孩子的健康成长、良好规律及行为的建立，也影响孩子认知能力及心理行为发育，并让亲子之间越来越疏离。

可能有父母觉得委屈，认为孩子提出来的要求都回应了，而且也不是一味地满足孩子。但父母需要知道的是，对孩子的回应并非仅仅从他/她能与父母交流开始，回应的内容也并非仅仅针对孩子的言语。对任何年龄段孩子的日常生活的方方面面、言行举止（有时还包括表情），父母均需要做出适当的回应。

在婴幼儿阶段，孩子的日常生活就是"吃玩睡"，大点的孩子还增加了"学习与交往"的内容，对这些日常活动，针对不同的年龄段，父母要采取不同的回应，但一切回应的原则是及时、有情感、与孩子的发育水平相适应。

3. 日常生活的自理能力

培养孩子的生活自理能力，指导孩子学会自我管理，是形成良好生活习惯的基础。在力所能及的范围内，选择孩子能胜任的事，从孩子自我管理、劳动开始，让他们变得独立，获得成功。对孩子日常生活能力的培养包括：

（1）决策能力：做出正确的决定是一项需要尽早教给孩子的技

能,可以先从孩子的日常活动开始,让孩子在父母准备的几个答案中做出选择,如"今天穿长袖还是短袖好?"等。有时孩子可能很难选择,这时家长就需要帮助他们,比如当孩子对选择长袖或短袖存在困难时,父母可以进一步给孩子讲清楚不同选择的优点和缺点,"现在是夏天,如果穿长袖可能会比较热,但穿长袖可以遮住手臂,让它们不会暴露在太阳下;如果穿短袖,虽然不那么热,但太阳可能会晒伤你的皮肤",然后再让孩子做出选择。从小就开始教孩子在生活中做出小的决定,才可以在未来有能力做出更大的决定。

(2)时间管理能力:通过时间管理能力的培养可有效地执行计划并实现拟定目标。应尽早让孩子理解时间管理的重要性,并教导孩子正确利用时间和守时。家长可以帮助孩子制订时间计划,并指导孩子按照时间表管理日常。

(3)财务管理能力:从教孩子数数开始,到教他们简单的算术,再到教他们如何算小金额的金钱,一步一步,孩子就能把这些技能应用到实际生活中。这样做,一可以让孩子学会节俭,意识到节俭是美德而不是寒酸的表现;二让孩子学会合理支配自己的零花钱。

(4)做家务能力:从小培养孩子做一些简单的家务,比如给家里植物浇水,整理自己的床、书桌和玩具,将东西归位,再到培养孩子帮助父母做力所能及的事情。

(5)学会准备技能:孩子可以从很小就开始学习如何做好准备工作,比如让孩子睡觉前准备好第二天要穿的衣服及书包、自己设置闹钟、自己准备外出的行李用品等。学会准备技能可以帮助孩子做事有条不紊。

4. 良好的生活习惯

富兰克林曾说:养成好习惯比改掉坏习惯更容易。良好的习惯是指有利于一个人身心健康发展的行为,它能决定孩子个性,是实现目标的基石,也是帮助孩子终身保持健康快乐的关键。因此鼓励孩子从小养成良好的生活习惯至关重要,并将受益一生。

（1）养成良好的饮食习惯

1）合理安排餐点：帮助孩子养成定点、定时进餐的习惯；进食健康、安全、营养的食物，并鼓励孩子吃新鲜的食物如水果，避免吃油腻和含糖高的食物；根据孩子的需求饮水，多喝白开水而不是含大量糖类的饮料。

2）可采用以下方法培养：带孩子一起去超市买菜，让孩子参与食品采购，帮助选择新鲜水果、蔬菜以及其他健康的食物；让大一点的孩子尝试做简单的家务劳动，比如，年幼的孩子可以帮忙摆放碗筷。在家做饭更健康，全家参与这个过程也更有利于促进亲子关系；一起享用三餐，尽可能多和全家人一起吃饭，尝试通过聊天和分享让用餐时间愉快；顺应喂养，避免用食物来惩罚或奖励孩子，也不要用看电视、吃点心或其他任何孩子想要的东西作为诱惑来鼓励吃饭，这样会让孩子建立不良的进食联系。

（2）养成良好的睡眠习惯

1）保证充足的睡眠：正常的睡眠时间因年龄而异，0~3 月龄孩子每天需要睡眠 13~18 个小时，4~11 月龄孩子每天需要睡眠 12~16 个小时，1~2 岁孩子每天需要睡眠 11~14 个小时，3~5 岁孩子每天需要睡眠 10~13 个小时；早睡、早起，保持作息规律。相同的起床时间、进餐时间、午睡时间和玩耍时间将帮助孩子感到安全和舒适，并有助于顺利入睡。

2）创造安全、舒适的睡眠环境：睡前调暗灯光并控制家中的温度，不要让玩具填满孩子的床，让床成为睡觉的地方，而不是玩耍的地方；白天多运动，运动可以帮助孩子更快入睡并保持更长的睡眠时间，但睡前两小时避免剧烈活动；睡前限制使用屏幕设备（如电视、电脑、手机），屏幕会刺激或活跃孩子的大脑，且发出的蓝光抑制褪黑素的生成，导致孩子难以入睡，因此电子设备应远离卧室，且在睡前一小时不要使用。

（3）养成良好的卫生习惯

1）个人卫生：注意手、口腔、指甲、皮肤卫生。饭前便后、外出进屋后、接触宠物后、感觉手脏时应洗手，并教会孩子正确的洗手方法。

孩子从出牙后就需要帮助其清洁牙齿,每天至少2次,少吃容易导致蛀牙的甜食。注意定期修剪孩子的指甲,阻止咬指甲行为。保持皮肤清洁,教会大一点的孩子轻轻擦洗腋窝、腹股沟、腿和脚,大便后擦拭或清洗;环境或家庭卫生:教会孩子正确丢垃圾,教会或帮助孩子自己清洁/收拾散落在家的东西。

2)教孩子养成良好的卫生习惯需要耐心:可以先给孩子解释为什么要养成良好的卫生习惯以及不良习惯可能造成的后果,从基础开始,要有耐心并不断解释它的重要性;以鼓励和表扬为主,让学习过程变得有趣,可以尝试采用游戏或其他有趣的活动方式进行教育;避免通过责骂、比较、惩罚来教育孩子;注意言传身教。孩子都善于观察,在教他们任何卫生习惯之前,请父母也保持良好的卫生习惯。

5. 不要错过语言发育的敏感期

关于语言发育的敏感期,并没有统一的时间段,这与孩子大脑的飞速发育有关。出生时孩子的大脑重390g,9月龄时脑重660g,2岁时脑重900~1 000g,7岁时脑重1 350~1 400g,而成人的大脑重量也大约是1 400g。由此可见,孩子的大脑在前2年的发育非常快,并在学龄期即发展到了与成人差不多的重量。有人将语言发育敏感期定义为3岁以前,因为在最初的3年内,除了构建词汇与交谈技能,也奠定了社交、情感、认知能力的基础。也有人定义为7岁以前,因为这时孩子的大脑与成人已几近相同,此时孩子的语言在语句的长度、语法使用、语句的修饰等都与成人的表达方式相差不多了。

无论如何,时机决定一切,宜早不宜晚。孩子出生时就会有非常多的神经元,但它们之间的连接并不多,就好像没有连接线的电话亭一样。随着年龄的增长和不断学习及使用,神经之间的连接越来越多,形成错综复杂的大脑回路,发展大脑的各项功能,比如记忆力、情感、精细动作、语言等。当神经系统的数量和连接达到高峰之后,会进入一个"突触削减"的过程,减少一些不需要或者连接较弱、不常使用的神经连接,将常用的神经连接调整为特殊的具有专门功能的区域。

孩子的沟通能力正常发育需要完好的机制与良好的环境相互作用。完好的机制包括听觉敏感性、知觉、智力、结构完整性、运动技能和情绪稳定性。良好的环境是指能向儿童提供充分的语言暴露和刺激，强化儿童的沟通尝试，并保持与儿童发育阶段相符的切实期望的环境。好的语言发展离不开照护者与孩子的互动，当孩子尝试沟通的时候对他们恰当的回馈，给孩子语言、语音的刺激以及一些促进语言发展的策略，例如使用妈妈语、一边说一边伴手势动作、在会使用的语言基础上增加和拓展词汇量及长度等。

促进孩子语言发展的方法很多。比如，大声对儿童阅读（增加语言的量和多样性）；提供机会让儿童接触高级的或不寻常的单词，但需要符合孩子当下的语言能力，通过分享图书即可做到；进行对话式阅读，这是一种图书分享的形式，爸爸妈妈可以鼓励幼儿和学龄前儿童评论图画和故事，使其参与和促进对话；叙述日常活动，父母可以在一天中对儿童在多个场景下说话，向其解释正在做什么事情并加以评论（如"现在我要洗碗了，我会先洗你的碗"）；聆听儿童说话，并对儿童的对话意向进行回应，重复和扩展儿童的对话输出；限制或减少儿童接触媒体的时间（包括玩电子玩具）；提问题并向儿童表明作答选择；说话时配以肢体动作以便于儿童理解。

例如父母可以尝试这样去做：1~3月龄：多给宝宝提供"听"的经验，丰富的语言环境及各种声音；3~6月龄：着重于模仿，让宝宝模仿简单的口腔动作，如嘟嘴巴、张嘴；6~12月龄：口腔动作游戏，弹舌头、打哇哇；1~2岁：游戏以感知觉动作为主，如打电话电话铃声响、假装毛毛虫爬到各个身体部位、吹泡泡等；2~3岁：重复性高、可预见性高的绘本亲子阅读，例如《好饿的毛毛虫》《我爸爸》《大卫不可以》等。

当发现孩子的语言表达少于同龄人，甚至怀疑孩子是不是听力有问题，或者在儿童保健筛查中发现孩子发育落后，基于孩子语言发展的敏感期，建议尽早开始干预，可以包括家庭干预或寻求言语治疗师的帮助，不建议采用"等待孩子能不能发展出功能性言语"的方法。

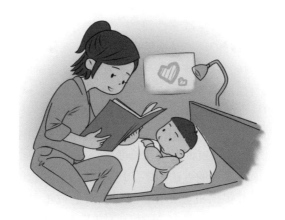

6. 与人交往：父母是榜样

荀子曰：人之生不能无群。意思是人要通过交往、通过建立和谐的人际关系，才能有愉悦的社会生活。交往也是孩子的基本需要。还在婴儿期的孩子，就会在吃奶时、游戏时通过表情、言语、动作与父母交流；长大一些后，孩子遇到熟悉的或不熟悉的小伙伴会自然而然玩在一起、打闹在一起。良好的交往有利于孩子的智能发育及心理健康，反之，交往能力不良的孩子往往成年后人际关系也不好。因此，培养孩子与人交往的能力是父母的基本之道。

父母是孩子的第一任交往对象，父母与孩子相处的模式、父母之间的相处模式以及父母与人交往、为人处世的方式，都潜移默化地影响着孩子。那么在与人交往中父母应该怎样做好孩子的榜样呢？

走出去！即便父母再不愿意与人交往，即便父母有社交恐惧症，为了孩子也要鼓励自己走出家门，带着孩子去参加社会活动或者亲朋好友的聚会。之所以把"走出去"放在最前面，是因为父母对待社交的态度很大程度上决定了孩子的态度。父母喜欢宅在家里，孩子多半也不爱出门，父母孤僻、不爱说话，孩子可能也讷言、不善表达，而这些是孩子在与人交往中的缺点。

以下是正确的打开方式：

一是真诚。人与人交往的基础是真诚，父母与他人交往时应不带目的、不重利益，并体现在一言一行上。虽然孩子与人交往多凭个人喜好，但家长的真诚待人一定会影响孩子的一生。

二是尊重。父母在交往上切莫将人分为三六九等，哪怕他人不如自己，哪怕他人有求于己，尊重及平等待人是基本的相处之道。

三是诚信。诚信不仅体现在对待他人上，也体现在对待孩子上。诺不轻许、许则为之是家长给孩子最好的表率，对他人言而无信，到头来失去的是所有人的信任，对孩子言而无信，也会失去孩子的信任，并失去父母在孩子心中的威信。

四是善于倾听。父母在与人交往的过程中，要善于聆听别人的话语，这也是尊重别人的表现，总是随意打断别人的话语，孩子见多了也会养成一意孤行的性格。

五是正确化解矛盾。在与他人产生矛盾时，父母要主动去化解，要让孩子在父母的榜样下学会处理问题的能力。

六是有主见。父母在与人交往的过程中一定要有自己的主见和原则，不盲从，不人云亦云，哪怕最终证实父母的见解是错误的。错误不要紧，认识并改正就好。这样孩子在与人交往过程中才敢于表达自己的想法和看法，才敢于打开心扉把自己的见解分享给大家，并最终获得别人的尊重。

七是多包容，不批评、责怪或抱怨他人。批评、责怪或抱怨并不能改变事实，只会带来更大的矛盾，长期生活在批评、责怪或抱怨环境中的孩子，也一定会在与人交往中将这些负能量传递给他人，并最终失去朋友、失去关心和帮助。

在父母的言传身教下，孩子看得多了、听得多了也便有了自己为人处世的原则。

7. 礼貌与礼仪

礼仪是人际交往过程中的行为规范，在言谈举止上表现为对人尊重及友好的礼仪即为礼貌。"国尚礼则国昌，家尚礼则家大，身尚礼则身修,心尚礼则心泰""善气迎人,亲如弟兄;恶气迎人,害于戈兵""有礼貌的人会受到赞赏,而无礼的人会受到憎恶",古今中外众多名人名言深刻地阐述了礼仪、礼貌的重要性,因此从小培养孩子懂礼仪、懂礼貌是父母义不容辞的责任。

向孩子灌输良好的礼仪、礼貌不需要特殊的时间、场所,无论节日聚会、家庭聚餐还是平日的外出购物,父母都可以进行,这将成为孩子青春期及以后生活中习惯的一部分。此外,如果父母想养育有礼仪、有礼貌的孩子,必须做的第一件事就是好好审视自己的行为,并确保自己始终保持良好的言谈举止。

以下是孩子需要学会的 25 种基本礼貌和礼仪:

(1)对所有人友善和乐于助人。

(2)对每个人都彬彬有礼。

(3)在任何情况下都诚实。

(4)学会和大家分享。

(5)进行适当的自我介绍。

(6)仔细聆听,不随意打断他人谈话。

(7)谈话时进行眼神交流。

(8)及时回答他人的问题。

(9)拿东西前先征得同意。

(10)咳嗽或打喷嚏时捂住嘴。

(11)学会寻求道歉。

(12)不要盯着或指着任何人。

(13)关心和照顾长辈。

(14)不要取笑别人。

(15)练习电话礼仪。

(16)称呼长辈时使用尊称。

(17)遵循体育精神。

(18)同情、尊重并帮助弱者。

(19)做一个体贴的客人。

(20)不和长辈争论。

（21）遵守餐桌礼仪。

（22）不使用脏话或不当手势。

（23）保持足够的卫生。

（24）学会表示感谢。

（25）归还借用物品。

其实，好的礼仪、好的礼貌还有很多，需要父母、家庭坚持去发掘、去灌输。孩子学习礼仪、礼貌也是一个不断进步的过程，在这个过程中，出现问题是不可避免的，而不断的引导和鼓励是成功的关键。

第二章 喂养、营养与生长发育

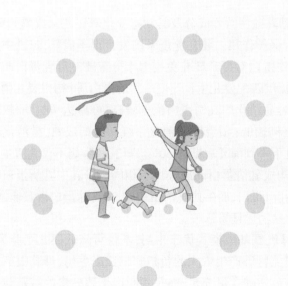

第一节　婴幼儿喂养

1. 母乳喂养好还是奶粉好

母乳是婴儿最理想的食物。世界卫生组织建议：婴儿出生后前6个月进行纯母乳喂养，添加辅食后仍继续母乳喂养。

母乳营养成分非常适合婴儿的生长发育，具体表现在以下几个方面：

（1）母乳独特营养成分及其动态变化对婴儿未成熟的免疫、消化系统具有保护作用。婴儿免疫系统发育很不成熟，母乳中的免疫球蛋白、乳铁蛋白对提升婴儿免疫力十分重要。母乳蛋白质含量呈动态变化，提供匹配婴儿生长速度所需的蛋白质：初生婴儿消化能力较弱，母乳容易消化的乳清蛋白比例较高，可高达90%，而较难消化的酪蛋白比例较低；随着婴儿消化系统功能的成熟，易消化乳清蛋白的比例可下降到哺乳后期的50%。母乳和牛奶不仅乳清蛋白含量不同，而且构成乳清蛋白的成分也不相同。母乳中乳清蛋白的主要成分为 α- 乳白蛋白，而牛奶乳清蛋白中 β- 乳球蛋白含量非常高，β- 乳球蛋白不易消化且易致敏。

（2）母乳氨基酸模式优于牛奶，不仅可降低婴儿肥胖风险，而且不会对婴儿肾脏产生太大的负担。相比于牛奶，母乳中不仅必需氨基酸——色氨酸含量充足，而且刺激产生胰岛素的氨基酸——苏氨酸等含量较低，母乳喂养可避免婴儿摄入过量的苏氨酸，避免体重增长过快。临床研究表明母乳喂养可有效降低婴儿后期肥胖的发生风险。母乳所含的适量优质蛋白可被充分吸收利用，避免过高尿素氮水平，降低婴儿肾脏负担。

(3)母乳喂养可有效预防婴儿过敏。母乳中乳清蛋白的主要成分为 α-乳白蛋白,其分子量低,不易致敏;母乳含有高浓度 TGF-β、CD14、IL-6、FN-γ 等细胞因子,这些因子有利于预防过敏;母乳是含菌的,细菌定植在婴儿肠道内,有利于肠道屏障功能的完善并促进免疫系统的成熟,有助于降低过敏风险;母乳含有分泌性 IgA,与食物抗原结合,附着在肠黏膜表面,阻止大分子抗原透过肠黏膜,降低过敏的发生。

除了母乳营养成分更适于婴儿生长发育外,母乳喂养还可促进婴儿神经发育。哺喂母乳时的爱抚和偎抱等亲昵动作,对激发母婴感情、促进婴儿智力发育以及培养其良好的情绪和性格都有十分重要的意义。因此,只要没有特殊的情况,都应该采用母乳喂养。

2. 喂母乳怎么知道宝宝吃饱了,母乳喂养要注意哪些事项

要知道母乳分泌量是否充足,宝宝是否吃饱了,可以通过以下几个方面来判断:

(1)纯母乳喂养,每 24 小时至少哺乳宝宝 8 次;喂哺间隙,乳房感觉越来越饱胀,喂完奶后乳房变软;宝宝吸吮时,可以听到"咕咕"的吞奶声音;每次哺乳后,宝宝变得放松和满足,吃奶后宝宝能安静地睡 1~2 小时,醒后精神愉快;婴儿每天大便 2~4 次,呈金黄色,可呈糊状或成形,每天用 6 块以上湿尿布,尿色清而略带浅黄色,以上均表示母乳充足。反之,如果宝宝一吸奶就睡,不久就醒,醒后就想吃奶,往往提示母乳不足。

(2)新手妈妈常常不知道母乳够不够吃,长时间来看,宝宝的体重增长是判断的最好指标。宝宝出生后 1 周内,每天增重约 30g;出生 10 天时,回到出生时体重。可通过生长曲线图来监测体重增长速度是否在正常范围。

母乳喂养要注意以下几点:

(1)尽早母乳喂养:出生后 1 个小时之内开始母乳喂养,做到早接触、早吸吮。此时分泌的淡黄色、半透明液体是宝贵的初乳。初乳含有易于消化的蛋白质、维生素、矿物质以及保护性抗体,对宝宝非

常有益。初乳仅在产后两三天中存在，所以一定要珍惜。

（2）既要吃到前奶又要吃到后奶：哺乳时切不可将开始的前乳挤掉，也不可未喂完一侧又换另一侧。应该允许婴儿尽量吃，既吃到前奶又吃到后奶，才能为婴儿提供全面的营养。前奶为喂奶时先吸出来的奶，前奶外观较稀薄，富含水分、蛋白质，因而纯母乳喂养宝宝一般不需要额外补充水。后奶为前奶以后的乳汁，外观色白，比较浓稠。后奶富含脂肪、乳糖和其他营养素，能提供许多热量，使婴儿有饱腹感。

（3）按需喂奶：新生宝宝一旦饿了立即哺乳，在 24 小时之内至少喂哺 8 次。正常情况下，每侧乳房让宝宝吸 10 分钟就已经足够了，两侧乳房总共要喂 20 分种，但宝宝吃奶有快有慢，新妈妈最好不要设定哺乳时限，而要确保宝宝被有效哺乳，直至宝宝吃饱，离开乳房，把头转开为止。

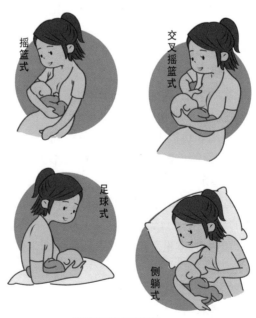

母乳喂养的正确姿势

3. 如何科学地储存母乳

早产儿或者由于疾病暂时不能直接哺乳的宝宝,以及生病或因其他原因(如返回工作岗位)而不能直接哺乳的妈妈,挤奶非常有必要。用电动吸奶器排空乳汁与宝宝吮吸的效果相当。使用电动吸奶器既可有效地激活排乳反射,又可刺激泌乳,保证母乳的持续分泌。乳汁一旦被挤出,应立即储存在适当的条件,以防止乳汁的营养质量变差。"适当的条件"取决于乳汁储存的时间长短(详见表1)。冷冻乳汁应储存在冰箱后部,避免冷冻门频繁打开而变暖,应远离自动除霜冷冻室的加热器。储存乳汁的容器应密封,避免污染。在 –20℃冷冻保存的母乳最长时间不应超过 12 个月。

–20℃储存 6 个月的母乳解冻之后,菌群的多样性和活性与新鲜挤出来的乳汁一致。与新鲜人乳相比,冷冻 3 个月后,乳汁中的脂肪、蛋白质和热量减少。冷冻人乳的酸度在 3 个月内显著增加,这可能是由于持续的脂肪酶活性,游离脂肪酸增加。冷冻乳汁中维生素E 持续稳定,但维生素 C 水平在 1~5 个月的储存后降低。人乳中的生物活性因子随着冷冻而变化,–20℃冷冻 3 个月的人乳中乳铁蛋白水平和生物活性显著降低。尽管因为储存,母乳一些营养成分和健康活性因子会有些变化,但母乳喂养可保证孩子的全面营养,有足够的证据表明,使用储存的母乳仍是安全的。当不能直接母乳喂养时,储存的母乳保留了乳汁的特性,仍然是喂养婴儿的金标准。

表 1 吸出母乳的保存条件和允许保存时间

保存条件和温度	允许保存时间
室温保存	
室温存放(20~30℃)	4 小时
冷藏	
存储于便携式保温冰盒内(15℃以上)	24 小时
储存于冰箱保鲜区(4℃左右)	48 小时
储存于冰箱保鲜区,但经常开关冰箱门(4℃以上)	48 小时

续表

保存条件和温度	允许保存时间
冷冻	
冷冻室温度保持 −15~5℃	3~6 个月
低温冷冻(低于 −20℃)	6~12 个月

资料来源:母乳喂养医学会(2017 年修订版)临床协议编号 # 8 : 足月儿家庭乳汁储存信息。

4. 宝宝辅食怎么添加

父母最关心的辅食添加时机问题,世界卫生组织推荐:添加辅食的最佳时机是 6 月龄。最早不宜小于 4 月龄,最晚不宜超过 8 月龄。添加过早宝宝的肠胃系统还没做好准备,容易引发过敏性疾病或消化不良;而且宝宝吃了辅食,吃的母乳就会相应减少,宝宝获得的总能量和营养反而会降低。添加过晚不能满足宝宝日益增长的营养需求,还会影响其嗅觉、味觉和咀嚼功能的发育。

当宝宝发出这几个信号的时候,就可以开始添加辅食了:①喂饱了奶,宝宝体重增加仍不达标;②宝宝颈部开始有力,在父母的协助下可以坐起来,头部可以稳定;③当大人吃东西时,宝宝表现出极大的兴趣;④用勺喂食时会主动张开嘴巴,能用舌头将泥糊状食物往嘴巴后面送,吞咽不会被呛到。以上这 4 个表现代表宝宝已经准备好接受辅食了。添加辅食应选择婴儿健康状况良好、母亲情绪稳定、放松的时期,妈妈们可以在宝宝心情愉悦的半饱状态下,开始第一次辅食尝试。可以先喂些母乳或配方奶,在婴儿半饱的状态下喂辅食。食物温度为室温或比室温略高一些,这样婴儿比较容易接受新的辅食。如果婴儿拒绝吃某种新的辅食,不能采用强迫的手段,以免婴儿对这种食物产生反感,正确的做法应该是在婴儿情绪比较好的时候,反复多次尝试。

切记一定要遵从循序渐进的总原则:由稀到稠、由少到多、由细到粗、由一种到多种,并留心观察宝宝对新添加辅食的反应,及时调整。慢慢帮助宝宝的身体和新食物交朋友!

6~7月龄宝宝一日进食量:每天乳类4~5次,800~1 000ml;强化铁的谷类1/2餐;稠粥或面条1餐;水果25g;碎菜25~50g;蛋黄开始引入;肉类可开始少量引入。婴儿可坐在婴儿餐椅上与成人共餐。注意食物清淡,少油少糖,尽量不放盐。该阶段有充足乳类蛋白质,不需要增加过多其他动物蛋白质。

8~12月龄宝宝一日进食量:每天乳类4次,800~1 000ml;软饭或面食2餐(100~150g);水果50g;碎菜50~100g;蛋50g;肉类25~50g。学习自己用勺进食,用杯喝水;与成人同桌进餐1~2次。可让婴儿手拿"条状"或"指状"食物,学习咀嚼。注意1岁前不要添加果汁、蜂蜜、糖水等。

5. 食物过敏有哪些表现,怎样避免食物过敏

食物过敏为免疫学机制介导的食物不良反应,即食物蛋白引起的异常或过强的免疫反应,婴幼儿一般在进食某种食物后出现皮肤、呼吸、消化、心血管系统的异常表现。食物过敏的高发年龄在1岁以内,引起过敏的常见食物有鸡蛋、牛奶、花生、大豆、小麦、鱼等。一级亲属(至少双亲中的一人或一名兄弟姐妹)有特应性皮炎、食物过敏、哮喘或过敏性鼻炎等,婴儿发生食物过敏的风险增加。

皮肤和消化道反应是婴幼儿食物过敏的最常见临床表现。50%~60%有皮肤症状,包括湿疹、丘疹、斑丘疹、荨麻疹、瘙痒等,甚至发生血管神经性水肿;50%~60%食物过敏有胃肠道不适,如呕吐、拒食或厌食、肠绞痛、腹泻或便秘、大便出血等。此外,还有呼吸道症状,如反复咳嗽、喘息、鼻炎等。早期严重食物过敏可导致体重增长缓慢甚至营养不良。

为减少婴儿食物过敏的发生,不要过早地给婴儿添加辅食,可在4~6月龄时引入辅食,4月龄前添加固体辅食会增加食物过敏风险。给婴儿添加辅食时,要按正确的方法和顺序进行,先加谷类,其次是蔬菜,然后再是肉类。每次只能添加一种新食品,从少量开始逐渐增加,同时要细心观察是否出现皮肤和消化道反应,如有不良反应,就

停止喂这种食物。隔几天后再试,如果症状重现,则基本可以确定婴儿对该食物过敏,应一段时间内避免再次进食,并在医生指导下确定回避多长时间再引入该食物。

准确地找出致敏食物并非易事。如果婴儿已确诊食物过敏,在添加新食物时,父母应耐心观察进食食物与过敏症状之间的关系。如果有过敏表现,也可通过食物过敏的筛查性检查,如皮肤点刺试验等,初步筛出可能的致敏食物,然后再通过食物激发试验来确认致敏食物。

找出引起过敏的食物并且在一段时间内严格回避这种食物是目前治疗食物过敏的唯一方法。从婴儿食谱中剔除这种食物,用其他食物替代。食物过敏患儿因为要长期回避一种或多种过敏原,通常造成微量营养素摄入不足,应注意膳食维生素 A、维生素 D 及钙、铁、锌的摄入。除回避过敏食物外,食物多样化对过敏婴儿诱导免疫耐受是有益的,可促进肠道菌群的建立,对免疫耐受发挥诱导作用使婴儿不再发生食物过敏。

6. 幼儿的膳食原则

(1)规律就餐,专注进食,自主进食:每天应安排早、中、晚三次正餐,1 岁幼儿在此基础上还至少有两次加餐点心,上、下午各一次。过了 2 岁,可过渡至加一餐下午点心。两正餐之间应间隔 4~5 小时,加餐与正餐之间应间隔 1.5~2 小时;固定就餐座位,大一些的幼儿还可帮忙做一些就餐前的准备工作,避免追着喂、边吃边玩、边吃边看电视等行为;吃饭细嚼慢咽但不拖延,最好在 30 分钟内吃完。让儿童自己使用筷、匙进食,养成自主进餐的习惯。

(2)不挑食不偏食,培养良好饮食习惯:帮助孩子从小养成不挑食不偏食的良好习惯,鼓励儿童选择多种食物,引导其多选择健康食物。表扬儿童良好的进餐行为,但对进食的食物保持中立态度,避免对儿童进餐的行为过度关注,避免用食物奖赏或贿赂儿童。

(3)少吃油炸食品和膨化食品:油炸食物如炸鸡腿、炸土豆条等又香又脆,很多幼儿都爱吃,但这类食品不益健康。油炸食物难以消化,吃了油炸食品后影响幼儿胃口;油在高温下易产生致癌物质;另外油炸食品热量高,容易引起肥胖。

(4)经常户外活动,促进食欲:有效的运动能促进孩子的胃口。每天应进行至少60分钟的体育活动,最好是户外游戏或运动。除睡觉外尽量避免让儿童有连续超过1小时的静止状态,每天看电视、玩平板电脑的累计时间不超过1小时。

(5)每日适宜的食物量和饮水量:液态全脂牛乳300~500ml,鸡蛋50g(一个),畜禽肉鱼虾类合计50~75g,大豆制品5~15g(以原大豆计),谷物类75~125g,蔬菜100~200g,水果100~200g,烹调油10~20g,食盐2g以内。建议每天饮水600~800ml,应以白开水为主。

7. 怎样才能让孩子吃饭时不到处跑或边吃边玩

孩子吃饭四处跑,家长端着碗在后面追;或者边吃边玩、边吃边看电视,这样的情景经常在家里上演。从根本上说,这是家长惯出来的。有些家长为了让孩子增加进食量,往往纵容孩子的这种不良进餐行为。因此,要纠正这种坏习惯,最重要的还是家人的态度。只有全家人在这个问题上取得共识,并且能态度一致,才有可能达到纠正的目的。可通过以下方法逐渐改变幼儿的不良习惯:

(1)安排好孩子的一日三餐和点心,不随便给孩子吃零食:胃口差的孩子,以三餐正餐为主,点心可适当减少,尤其减少含糖高的点心,如面包、饼干等甜点。家里的零食不要放在孩子随手可得的位置。尤其在吃饭前1小时不可吃零食,这样可以使孩子到吃饭时有食欲。

(2)适当增加户外活动的时间:每日坚持1~3个小时的户外活动时间,鼓励幼儿自己走或跑,大点的幼儿可骑三轮童车等。

(3)做好餐前准备:饭前带孩子做一些安静、愉快的活动;快用餐时预先通知孩子吃饭时间到了,使孩子知道应该收拾玩具结束游戏。让孩子餐前洗手,强化幼儿已到吃饭时间的意识,促进消化液的分泌。

(4)规定孩子只有在吃饭的时间坐在餐椅上或餐桌时,才能吃东西:定点进餐能让幼儿产生条件反射,使孩子坐到固定位置就会产生食欲。每次吃饭时间不超过半小时,超过就不再吃;吃饭时关掉电视,拿走玩具和手机,以免孩子分心。

(5)尽量让孩子自己吃饭,与家人一起进餐,让孩子感受吃饭的乐趣:幼儿在 1 岁前开始自主进食,2 岁前有独立的进食技能,选择合适的餐具,使用固定的小碗、盘子等,最好是幼儿喜欢的餐具形状和图案,以提高其进餐兴趣和促进食欲。放手让孩子自己吃饭,允许孩子在一定范围内选择食物。同时要让孩子与家人一起进餐,保持愉快的进餐气氛,让孩子感受吃饭的乐趣,不再认为吃饭是父母的事。

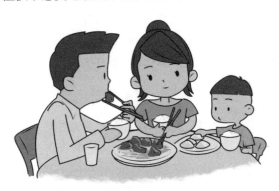

(6)当孩子有进步时,要及时表扬、鼓励;对屡屡"犯规"的孩子,可给予适当的惩罚。

8. 幼儿可以吃零食吗

幼儿三餐不好好吃饭时,家长会归咎于吃零食。零食对胃口差的孩子要尽量少吃,但对胃口可以、生长正常的孩子,零食并非一无是处。幼儿的胃容量小,每次进餐的量可能不足,同时幼儿好动热量消耗大,如果每天仅进食三餐,可能在吃下一餐前已经饥饿难耐了,而零食可以补充热量。吃零食不仅是幼儿生理上的需要,也可以让幼儿得到一些心理上的满足。因此,幼儿还是可以吃零食的,只不过要对吃零食的时间和品种、数量进行控制。

吃零食的时间应相对固定,不要与正餐时间太接近,不能任由幼儿想什么时候吃就什么时候吃。零食的数量一定要控制,不能吃得过多。零食的品种应以水果、牛奶和小点心为主,可以补充维生素和矿物质；饼干、牛肉干、巧克力等零食可适量食用；薯片、膨化食品、饮料和冷饮应加以控制。此外，吃零食时同样要培养卫生和饮食习惯，如吃零食前洗手、吃零食后漱口、不能边玩边吃等。

9. 儿童挑食偏食怎么办

挑食偏食在儿童中非常常见，父母可以通过以下方法逐渐纠正孩子不良的饮食习惯：

（1）通过变换花样、调整口味等激发食欲的方法来烹调孩子拒绝的某种食物：不喜欢吃蔬菜的幼儿并不少见，可能嫌蔬菜嚼不动，可能不喜欢蔬菜的某种气味，也可能抱怨蔬菜有些苦涩。为了让幼儿喜欢吃蔬菜，可试试以下的方法：将蔬菜做得精细些，蔬菜中含有较多的粗纤维，做给幼儿吃的蔬菜应该切细小一点；经常换花样，蔬菜可以变着花样做，可以炒、蒸、煮，也可做成沙拉；有苦涩味的可以先焯水；将蔬菜做成饺子、馄饨等，让幼儿不知不觉地吃进去。

（2）鼓励幼儿参与食物的挑选和制作：在此过程中用浅显的语言告诉幼儿为什么要选择这种食物，这种食物对身体有什么好处等，让幼儿增加对食物的认知，对食物产生心理认同和喜爱，从而学会尊重和爱惜食物。

（3）与家人一起进食，观察家人进食，增加尝试食物的可能性：进食是一种社会性活动，社会家庭习惯都可影响婴幼儿对食物的好恶。观察和模仿他人的饮食行为，尤其是父母或喂养者的饮食行为，对幼儿饮食行为形成有重要的作用。幼儿有天然的模仿倾向，并且易受情绪以及与被模仿者之间关系的影响，父母或密切接触的喂养者是幼儿模仿的榜样。开始添加辅食后，幼儿逐渐与家人一起进食，如果家人吃，幼儿也更容易接受；同时家人共餐时，幼儿会试图模仿父母及其他人的饮食行为。观察其他人如何吃，可以增加幼儿尝试的可能性。

（4）通过味道 - 味道的联想学习来增强接受新食物的能力：人类天生喜欢甜味而拒绝苦味，因此，对带有苦味特征的高营养价值蔬菜等食物，需要通过联想学习增加接受度。如将幼儿不喜欢的味道与其熟悉和喜欢的味道，如与甜味一起反复呈现，使幼儿尝试接受新的味道;将新的味道与高能量成分,如脂肪一起反复呈现增加进食后的满足感,即利用人类对高能量密度食物的天然偏好,使幼儿尝试接受新的味道;伴随鼓励和赞扬呈现新的食物,也可提高幼儿尝试新食物的意愿。

如果孩子不喜欢吃某种食物,可鼓励其先尝试一点儿,让其逐渐接受。切忌用强制性和哄骗的方法让孩子吃某种食物,这会加深对该种食物的反感。

第二节 微量营养素缺乏

1. 孩子需要定期检查微量营养素吗

微量营养素通常指维生素和矿物元素,例如维生素 A、维生素 D、钙、铁、锌等。相对于蛋白质、脂肪、碳水化合物 3 大营养素,微量营养素在人体内的含量非常低,每日的需要量也仅以微克或毫克计算,但微量营养素在维持人体正常生理功能方面发挥着相当重要的作用。由于人体自身不能合成微量营养素,必须从外界获取。因此,当各种因素使微量营养素的摄入长期不足时,儿童就会产生缺乏症状,影响儿童的正常生长发育。

例如,维生素 D 的主要功能是维持人体钙的代谢平衡以及骨骼形成。此外,维生素 D 缺乏与人体免疫功能异常、心血管疾病、代谢性疾病、自身免疫性疾病、肿瘤等密切相关。处于快速生长期的婴儿如果发生严重维生素 D 缺乏会造成佝偻病,佝偻病表现随月龄的不同而不同,3 月龄时佝偻病的特异性体征是颅骨软化,主要出现在枕骨及顶骨的区域,用手指按压婴儿头颅的这些部位时有按乒乓球的感觉,随着婴儿月龄的增长,可能会出现方颅、胸廓畸形、双下肢畸形等骨骼改变。轻度维生素 D 缺乏往往没有特异性的临床表现,少数儿童可能有烦躁、哭闹、易激惹、睡眠不安等症状,或表现为骨折风险增加和肌肉疼痛等。

人体维生素 D 主要由阳光照射皮肤而产生，天然食物中的维生素 D 含量极少。因此，为预防维生素 D 缺乏，平时要多晒太阳，使皮肤合成维生素 D；生后 1 周的新生儿即可补充维生素 D，足月婴儿、儿童和青少年每天均至少补充维生素 D 400 IU。

随着经济的迅速发展，虽然严重的微量营养素缺乏并不多见，但轻度或亚临床型的微量营养素缺乏在儿童中较为普遍。特别对于生长发育快速期的 2 岁以下婴幼儿，可能在尚未被感知时，微量营养素缺乏就已经对其体格生长、神经心理发育、免疫功能等形成了不良影响。由于不同微量营养素在不同品种的食物中含量不一，预防微量营养素缺乏，最重要的是要均衡饮食，每天吃到中国营养学会推荐的"中国居民平衡膳食宝塔"中的五大类食物，同时要注意同一类中尽量吃不同品种食物，也就是要做到食物多样化。饮食均衡、生长正常的孩子，如果没有特异的临床表现，一般不建议常规查微量营养素；但锌等微量元素缺乏在胃口差、偏食、营养不良的孩子中发生率高，如果这些孩子有相应的临床症状，可在专科医生指导下，结合病史，针对性地检测微量营养素。

2. 孩子缺钙有哪些症状，如何科学补钙

钙是人体内含量最丰富的矿物元素，足量的钙摄入对维持儿童和青少年正常的骨矿物含量、骨密度，降低骨折风险等至关重要。2 岁以下婴幼儿、青春期少年，因为生长快速，骨量迅速增加，对钙的需要量相对较高，尤其需要关注钙的摄入是否充足。

如果母亲孕期钙和 / 或维生素 D 摄入不足，宝宝出生时早产或低出生体重等，容易导致胎儿期钙储存不足，造成宝宝出生早期钙缺乏。奶类是钙的主要来源，母乳不足或断母乳后没有及时用配方奶或其他奶制品替代，儿童、青少年膳食中缺乏奶类等高钙食物，是导致儿童钙缺乏的重要因素。患腹泻、胃肠道疾病时，因肠道钙吸收利用不良，也容易引起钙缺乏。

孩子缺钙时有哪些症状呢？事实上，儿童钙缺乏常常没有非常明显的临床症状。婴幼儿期严重钙缺乏时会导致骨矿化障碍，出现

佝偻病等骨骼畸形;年长儿可出现生长痛、关节痛、心悸、失眠等非特异性症状。

应该如何预防钙缺乏呢?首先,要鼓励母乳喂养,并建议妈妈摄取足量钙。母乳是婴儿钙的优质来源,只要母亲饮食合理且母乳充足,宝宝钙营养是足够的;当因各种原因母亲不能哺乳或母乳不足,充分的配方奶喂养也可提供充足的钙营养。早产、低出生体重宝宝,可根据医生建议采用母乳强化剂、特殊早产儿配方奶,或者额外增加维生素 D 与钙的补充剂。

根据中国营养学会 2016 年制定的《中国居民膳食营养素参考摄入量》,不同年龄段钙的每日推荐摄入量见表 2:

表 2 不同年龄人群钙的每日推荐摄入量 单位:mg/d

年龄	0~6月龄	7~12月龄	1~3岁	4~6岁	7~9岁	10~14岁	15~18岁
推荐摄入量	300	400	600	800	800	1 000	1 000

当维生素 D 水平保持适宜时,青春期前儿童每日摄入 500ml 牛奶或相当量的奶制品大致可满足钙的需要。而青春期少年则需要每日摄入 750ml 牛奶,才能满足其快速生长对钙的需要。大豆制品、绿色蔬菜以及钙强化食品可作为钙的补充来源。额外的钙补充剂量以补足食物摄入不足部分为宜。只有在无法从食物中摄入足量钙时,才适量使用钙补充剂。

儿童钙缺乏并伴有维生素 D 缺乏高危因素时,应同时补充维生素 D。此外,在补充钙的同时应注意是否有其他微量营养素缺乏的可能。另一方面,钙的补充也不能过量。过量钙摄入会干扰锌、铁吸收,造成锌和铁的缺乏。此外,过量钙摄入还会导致便秘、厌食、恶心等症状,严重者还可导致肾结石、血管钙化,甚至引发肾衰竭等。

3. 孩子缺铁有哪些症状,如何科学补铁

铁是人体必需的微量营养素,参与血红蛋白和 DNA 合成以及能

量代谢等重要生理过程。铁缺乏是目前世界范围内最常见的营养素缺乏症。根据发展的进程,铁缺乏分为铁减少期、红细胞生成缺铁期和缺铁性贫血期。即使是没有达到贫血诊断标准的轻微铁缺乏也会对儿童的认知、学习能力和行为发育等造成不可逆转的损害。

2岁以下婴幼儿、青春期少年,因生长快速,对铁的需要量相对较高,是铁缺乏的高危人群。母乳中铁的生物利用率高但含量低,4~6月龄以前的婴儿主要利用胎儿时期的储存铁,4~6月龄后的婴儿则必须从辅食中获得足量的铁。

肝脏、动物血、牛肉、瘦肉等含铁丰富,是膳食铁的最佳来源;鱼类、蛋类含铁总量均低于肉类,但仍优于植物性食物;新鲜绿叶蔬菜含铁量较高,且富含促进铁吸收的维生素C,可作为膳食铁的补充来源。膳食中缺乏肉类等动物性食物,是儿童铁缺乏的重要原因。腹泻、消化道出血等胃肠道疾病,以及长期反复的感染、青春期少女月经失血量过大等亦是铁缺乏的重要因素。

铁缺乏、缺铁性贫血的早期并没有特异性的临床表现。缺铁性贫血是缺铁的严重阶段,可表现为头晕头痛、耳鸣、面色苍白、全身乏力等,此外,也有可能伴有烦躁、易怒、注意力不集中、表情淡漠等症状。血常规中的血红蛋白浓度测定是最常用的筛查儿童铁缺乏的血液指标。WHO最新的贫血诊断标准中,血红蛋白浓度下限分别为:6月龄~5岁,110g/L;5~12岁,115g/L;12~15岁,120g/L。

如何预防铁缺乏呢?首先要提倡母乳喂养,如母乳不足或不能母乳喂养时,应首选强化铁的配方奶。婴儿4~6月龄后,要及时添加辅食。建议首选强化铁的婴儿食品,及时添加肉类、肝脏等富含铁的动物性食物。膳食中应合理搭配饮食,增加富含铁的肉类、肝脏等食物,以及富含维生素C的新鲜蔬菜、水果,可以有效预防铁缺乏和缺铁性贫血的发生。

对于早产和低出生体重儿,应该预防性补充铁剂。从出生后4周开始,直至矫正年龄1岁。对于婴儿和青少年等铁缺乏的高危人群,应定期筛查血红蛋白浓度,如有贫血,应根据医嘱积极足量补充铁剂,使血红蛋白尽快恢复正常水平。铁剂通常建议在两餐间服用,同时口服维生素C促进铁的吸收。

4. 孩子缺锌有哪些症状,如何科学补锌

锌是人体必需的微量元素,广泛分布于人体内不同的组织器官,几乎参与人体内所有的代谢过程。2 岁以下婴幼儿,因生长快速,对锌的需要量相对较高。母亲初乳的锌含量高,随后逐渐减少。4~6 月龄后的婴儿,母乳中的锌已无法满足其需要,必须从辅助食品中获得足量的锌。如辅助食品以未强化锌的食物为主,则容易造成 4~6 月龄后婴儿锌缺乏。

膳食中以动物性食物的锌含量较高,牛肉、瘦猪肉、肝脏等是最容易获得的富含锌的食物,鱼类的锌含量不及瘦肉的 1/2,牡蛎等贝类食物的锌含量高但不易获得。植物性食物的锌含量低,并且因植酸含量高而影响锌的生物活性。因此,日常膳食以植物性食物为主,缺乏肉类等富含锌的动物性食物,是造成儿童锌缺乏的重要原因。

缺锌有哪些表现呢?儿童轻中度的锌缺乏可表现为食欲下降、生长缓慢、反复感染、轻微皮疹等。除长期反复的腹泻、呼吸道感染等疾病因素外,儿童严重锌缺乏比较少见。血清中的锌含量可以部分反映人体锌的营养状况,但是血清锌敏感性不高,轻度锌缺乏时仍可以保持正常。由于锌缺乏影响儿童身高增长,因此在儿童生长发育监测过程中,如发现儿童身高增长速度变慢甚至偏离正常水平,同时也存在锌缺乏的高危因素时,应该考虑是否有锌缺乏的可能。

根据中国营养学会 2016 年制定的《中国居民膳食营养素参考摄入量》,对儿童锌的膳食推荐摄入量见表 3:

表 3 不同年龄人群锌的每日推荐摄入量 单位:mg/d

年龄	0~6 月龄	7~12 月龄	1~3 岁	4~6 岁	7~9 岁	10~14 岁	15~18 岁
推荐摄入量	1.5	8.0	9.0	12.0	13.5	15(女生) 18(男生)	15.5(女生) 19(男生)

如何预防儿童锌缺乏呢?首先提倡母乳喂养,母乳不足或不能母乳喂养时,应选择强化锌的配方奶。婴儿 4~6 月龄后,应当及时添加辅

食。建议首选强化锌的婴儿食品或肉类、肝脏等富含锌的动物性食物。

日常饮食中增加肉类、肝脏等富含锌的食物摄入是预防锌缺乏的重要措施。强化锌的食品也有助于增加锌的摄入,预防锌缺乏。但需要注意的是,以强化食物预防性补充锌时,要考虑铁、锌、铜等各种矿物元素之间的相互平衡,应在医生的指导下合理补充,以免造成元素之间的相互干扰。

第三节 体格生长

1. 如何科学利用生长曲线图监测孩子的体格生长

婴幼儿时期是人生中发育速度最快的阶段,每个宝宝生长的具体情况也不尽相同。宝宝长得好不好,不能只看某次的体重身高值,科学的做法是定期记录宝宝的各项身体测量数据,通过生长曲线观察判断。

生长曲线包括体重曲线和身高(身长)曲线。宝宝的生长是动态的,因此单独一次记录的体重、身高值并不能提供很多信息,只有标示出不同时期多次体重、身高值之后才能判断宝宝的生长情况。比起宝宝某个数据的位置,更重要的是看数据整体的发展趋势,即水平上升还是下降,这叫做生长速率。宝宝的出生情况和带养习惯不同,遗传不一样,生长发育的情况也就大不相同,即使是同年龄同性别,生长发育也会有快有慢。因此,只要宝宝的生长曲线在正常范围内,不发生剧烈波动,家长就不必担心。

宝宝的成长是动态的,家长要养成规律的记录习惯,长期定时测量。一般来说年龄越小的宝宝测量时间间隔越短:6月龄以下的宝宝1~2个月测量一次;6月龄至1岁至少3个月测量一次;1~3岁至少每半年测量一次;3岁以后至少每年测量一次。

家长为宝宝测量时,要注意使用固定的测量工具。测量体重时最好为宝宝脱去衣物和纸尿裤,以免增加误差。2岁以下的宝宝站立量身高会有不小的误差，为了获得准确的数据最好躺在量床上测量身长。

如何看生长曲线？以世界卫生组织 0~3 岁儿童生长曲线监测图（男童）为例，来看如何读懂生长曲线。

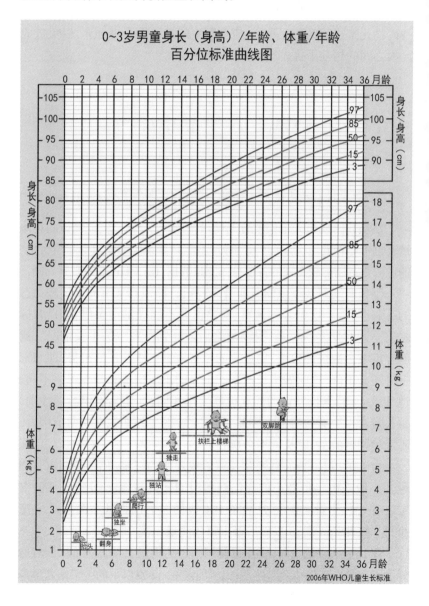

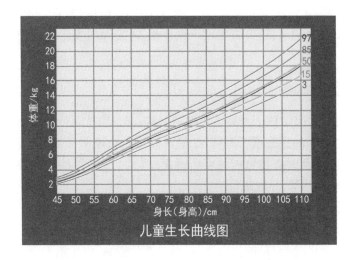

儿童生长曲线图

图中的曲线根据百分位法将体格生长划分为 5 个等级:

绿色曲线:中间的一条曲线,代表第 50 百分位数值,相当于平均值,即平均身长(身高)、平均体重等。有 50% 的宝宝,超过这个中间值,还有 50% 在中间值以下。

黄色曲线:从下往上来看,黄色和橙色曲线分别代表第 15 百分位数值和第 85 百分位数值,表示宝宝的生长水平位于同龄人第 15%或 85% 的水平。

最下面一条紫红色曲线:代表第 3 百分位数值,表示宝宝的生长水平位于同龄人第 3% 的水平,如果低于这一水平就有可能存在生长迟缓。

最上面一条红色曲线:代表第 97 百分位数值,表示宝宝的生长水平位于同龄人第 97% 的水平,高于这一水平可能存在生长过速。

宝宝的身长(身高)、体重数值在第 3 百分位数与第 97 百分位数之间都属于正常范围。但需要注意的是宝宝在正常发育的情况下,生长曲线的大致走向应该与监测图上的参考曲线近似,也就是说,应该总是向上的趋势,而不是水平或下降。

每个宝宝的成长都有自己的轨迹,制作生长曲线图只是为了更好地观察、了解宝宝的发育情况,家长不用过于纠结数据。家长平时不仅要做好记录,还要带宝宝定期体检,才能及时发现发育问题,保护宝宝健康。

2. 怎样可以让孩子长得更高

遗传是决定孩子身高最关键的因素,家长应按时带孩子体检,定期监测孩子的身高增长趋势,如果身高增长轨迹明显偏离正常的发育轨迹,应及时查找可能的疾病因素,例如生长激素缺乏症、特发性矮小、性早熟等,早发现早治疗。

环境因素也是影响身高的重要方面,而且是可以"改造"的因素,比如营养状况、睡眠情况、运动量、心理等方面。

营养状况:充足的蛋白质、钙、锌、维生素 A、维生素 D 等多种营养素都与身高的增长密切相关,培养良好的饮食习惯,膳食要均衡,避免挑食偏食。有些家长误以为补钙越多身高就能长得越高,实际上各种营养素都是够用就好,过量补充对身高增长和身体健康都没有益处。

运动:运动可以促进骨骼的发育,特别是竖直方向的垂直刺激对身高增长最有帮助。养成规律运动的好习惯,建议多进行一些如跳绳、跳高、摸高、篮球这样的运动,可以促进身高增长。

睡眠情况:优质、规律的睡眠有助于身高的增长,因为促进身高增长最重要的"生长激素"主要在夜间熟睡的状态下分泌。

家长也要避免"唯身高论",应正视遗传在身高上的决定性作用,切忌盲目提高身高的目标值,对身高过度关注甚至过度医疗。

3. 孩子长得越胖越好吗,如何避免婴儿期过胖

很多父母总担心孩子营养不够,在喂养过程中盲目加餐加量,单纯地认为胖比瘦好,使得婴幼儿经常处于超营养状态。而超营养状态会严重干扰身体的代谢秩序,导致宝宝的体重不断增加。事实上,婴儿期肥胖会对儿童生长发育、认知发育、心理行为等产生诸多远期的不良影响,因此,儿童肥胖的预防尤为重要。

肥胖的预防应当从胎儿期开始,预防新生儿出生体重过重。孕妇在妊娠期需增加营养,但并不是营养摄入越多越好。如果体重增长过重,常导致胎儿出生体重过重,使今后发生肥胖的概率大大增加。

婴儿期要鼓励母乳喂养,母乳是婴儿最理想的食物。研究表明,母乳喂养的婴儿在多年后发生肥胖的可能显著低于人工喂养儿,而且母乳喂养的时间越长,婴儿以后发生肥胖的概率越低。母乳喂养可以更好地控制每餐的摄入量和间隔时间,避免过多热量的摄入。人工喂养的宝宝,要避免过度喂养,以免造成孩子摄入过多,引起肥胖。通过增加活动量以增加热量的消耗,是预防肥胖的一个重要措施。即使在婴儿期,也不要总是将孩子抱在手中,而要帮孩子翻身、做被动操,从 5~6 月龄起开始逐渐训练孩子在成人腿上跳跃、独坐、爬、扶走等。

此外,要定期记录孩子的体重,利用体重曲线图监测增长趋势,发现体重增长过快时,应引起重视,及时调整。

4. 宝宝生长缓慢怎么办

查找宝宝生长缓慢的原因,家长首先要了解影响儿童生长发育的因素有哪些,"对症下药"。

(1)疾病因素:很多疾病都会影响孩子身高(长)的增长,一般急性病仅影响体重,慢性病则会影响身高。如家长通过长期测量观察,发现宝宝的生长趋势严重偏离正常儿童的生长轨迹,应当及时就医,积极查找是否存在疾病因素的影响,如甲状腺功能低下、生长激素缺乏症等内分泌疾病,慢性营养不良性疾病等。

(2)营养:身高是头、脊柱和下肢的总和,是反映骨骼特别是长骨生长的重要标志。当孩子营养不能满足骨骼生长需要时,就会减慢身高增长的速度。维生素 D、钙、磷与骨骼生长关系密切,应注意摄入的营养物质要全面,培养良好的饮食习惯,在均衡饮食的基础上,适当增加优质蛋白质的摄入。

(3)睡眠:垂体分泌的生长激素是促进生长的重要激素。生长激素的分泌在一天内是不平衡的,其分泌量睡眠时高于觉醒时。睡眠不足会影响孩子的身高,一般 0~3 月龄宝宝推荐睡眠时间为每天 13~18 个小时,4~11 月龄为 12~16 个小时,1~2 岁为 11~14 个小时,3~5 岁为 10~13 个小时。孩子每天所需的睡眠时间,个体差异也比较大,如果有的孩子睡眠时间较少,但精神状态好,生长发育正常,也不必强求。

(4)运动:运动可以使骨骼生长加速,促进身高的增长。随着月龄的增长,要及时培养宝宝翻身、爬、站、走等基本能力,不应过久抱着或坐着。

家长要定期给宝宝进行体格检查,通过定期的多次测量,了解宝宝的生长水平是否达到参考标准,及时发现宝宝生长发育偏离现象,早干预早纠正。

第三章　睡　眠

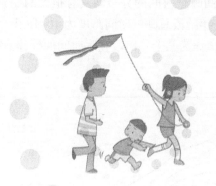

第一节 睡眠常识

1. 宝宝每天睡多长时间合适

儿童保健门诊中很多家长会问，"医生，我家宝宝 6 个月每天睡眠时间 12 个小时，可是看育儿书上说要睡到 15 个小时，睡不够怎么办？"在回答这个问题前，我们来看一下儿童睡眠时间的发展变化。从下面两张图可以看出，不同年龄儿童睡眠时间不同，随年龄增长，总睡眠时间逐渐减少；另外，针对同一年龄阶段的儿童，睡眠时间包括总睡眠时间和夜间睡眠时间的分布均具有很大的变异性，以 6 月龄的宝宝举例，这一年龄段总睡眠时间跨度为 10~18 个小时，这也就说明单纯以一个数值作为某个年龄段睡眠时间的推荐不符合儿童睡眠的发展特点。

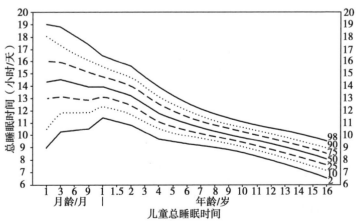

资料来源：IGLOWSTEIN I, JENNI O G, MOLINARI L, et al. Sleep duration from infancy to adolescence: reference values and generational trends[J]. Pediatrics, 2003, 111(2): 302-307.

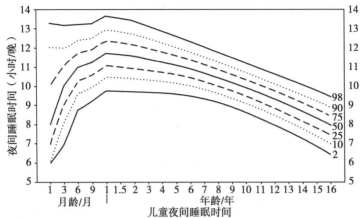

儿童夜间睡眠时间

资料来源：IGLOWSTEIN I, JENNI O G, MOLINARI L, et al. Sleep duration from infancy to
adolescence: reference values and generational trends[J]. Pediatrics, 2003, 111(2): 302-307.

　　2017 年 10 月国家卫生和计划生育委员会发布了《0~5 岁儿童
睡眠卫生指南》，其中儿童睡眠时间参考了全国和上海儿童睡眠数据
以及北京数据制成。可以看出，针对不同年龄，儿童总睡眠时间（白
天和夜间睡眠时间）推荐均在一个范围，以 4~11 月龄儿童为例，推荐
的睡眠时间是 12~16 个小时。所以，家长可以参考睡眠推荐标准来
初步评估宝宝的睡眠时间是否处于正常范围。

中国0~5岁儿童睡眠时间推荐

年（月）龄	推荐睡眠时间（小时/天）
0~3月	13~18
4~11月	12~16
1~2岁	11~14
3~5岁	10~13

资料来源：国家卫生和计划生育委员会，0~5岁儿童睡眠卫生指南，2017年。

需要特别强调的是,现行睡眠时间推荐是指相应年龄儿童的"典型"睡眠时间范围,也就是说这是该年龄段儿童睡眠时间的"平均"近似值。因此,不应该将推荐睡眠时间作为"处方"建议推荐给某一个个体。在应用这些推荐量的同时,还需要结合"这名儿童通常睡多久才感觉休息好了?"这样的问题进行综合考量。在判定儿童睡眠是否充足时,一些参数需要同时考虑。例如,如果允许孩子"随意"自由睡眠时,通常会睡多久?如果一个孩子在周末睡眠时间明显长于平时,说明他/她平时需要更多的睡眠时间。此外,在早上期望时间自发醒来(例如,没有闹钟或父母反复叫醒)也是一个睡眠充足的良好指标。因此,允许孩子至少 3 天(例如假期时)早上睡到自发醒来,并监测其睡眠时间和情绪,有助于判定孩子睡眠是否充足。最后,父母通过观察孩子傍晚或晚上的行为识别孩子是否"过度疲劳"(烦躁、情绪不佳、脾气暴躁、多动)也十分重要,这有可能是孩子长期睡眠不足的证据。

2. 宝宝采取哪种睡眠姿势合适

常用的睡眠姿势有 3 种:仰卧、俯卧、侧卧。对于宝宝来说,到底应该采取哪种睡姿呢? 2016 年美国儿科学会发布的新版临床指南强调:"无论是白天还是晚上,无论是早产儿还是足月儿,在 1 岁内都应该仰卧"。仰卧位睡眠是婴儿睡眠安全反复强调的一个问题,能够显著减少婴幼儿猝死风险,避免家庭悲剧。

对于经常吐奶,比如有胃食管反流的孩子,家长常常担心反流的液体或食物吸到气管导致窒息。但一岁内有胃食管反流病的孩子同样建议仰卧位,俯卧的姿势只可以在清醒时且在大人监护下尝试。对于一小部分胃食管反流合并上呼吸道畸形的幼儿,需要医生进行个体化评估。

在讨论睡姿的时候,家长们最经常问到的是"孩子自己翻身了怎么办"指南里提到,如果孩子能够来回自如地翻身而出现侧睡或者趴睡,家长不用特意把孩子翻回来,但要保证孩子身边没有毯子、枕头、毛绒玩具、保护垫之类会增加孩子窒息风险的物品。此外,对于 1 岁以上的婴幼儿来说,睡眠姿势无特殊要求,舒适即可。

每次说到仰卧位睡眠的时候,很多家长都担心扁头的问题。针对这个问题,建议在孩子清醒时多俯卧,不仅可以帮助练习抬头,增加颈肩部位的肌肉力量,同时也减少扁头之类体位性头型的异常。

第二节　睡眠困难

1. 宝宝频繁夜醒怎么办

睡眠对儿童体格健康、心理健康、保持终身良好健康状况都非常重要,宝宝频繁夜醒是新手爸妈养育过程中遇到的棘手问题。

从儿童的发育来看,绝大多数婴儿在 6 月龄时可无夜醒,但是研究表明 25%~50% 的婴儿仍可有夜醒,1 岁左右仍然有 30% 的儿童有夜醒,1~3 岁儿童发生率降至 15%~20%,关键是能否通过自我安抚、无需家长干预很快回睡。如果醒来后哭闹厉害,需要家长帮助才能入睡,则要引起家长的重视,并进行干预。

了解宝宝夜醒的原因:引起宝宝频繁夜醒的原因最常见的是睡眠启动障碍。睡眠启动相关障碍指儿童入睡依赖外界条件或父母帮助,如抱睡、拍睡和奶睡等,夜间从睡眠中醒来时,长时间无法自主回睡,而需要寻求同样外界条件或父母帮助,导致频繁或长时间夜醒。此外,入睡行为限制不足,比如家长对儿童入睡前的行为无法限制或者限制不足(如有些幼儿提出边看电视边睡觉等,在床上讲故事),也会导致儿童夜间醒来。

另外疾病(疼痛、呼吸道感染、胃食管反流、过敏性疾病等)、睡眠不充足、作息不规律、环境因素(过冷、过热、嘈杂)、营养元素缺乏、运动发育关键时期睡眠出现倒退、睡前吃太多 / 吃不够、暂时性睡眠问题(疾病或环境改变等因素出现一过性睡眠问题)或其他睡眠障碍等也会导致夜醒。

如何改善儿童夜醒呢？首先要排除孩子是否有躯体疾病或者环境因素等引起的夜醒,针对性地处理这些因素就能改善宝宝的夜醒状况,但记住在这一过程中不要养成不良的睡眠卫生习惯,如抱睡、奶睡等问题。

如果宝宝的夜醒是因为睡眠启动障碍导致的,那最主要的应对方法是消除不好的睡眠启动行为,戒除抱睡、奶睡等习惯,培养宝宝自主入睡的能力。

培养宝宝自主入睡,首先要为宝宝安排恰当的固定的睡前程序。所谓睡前程序指一系列让孩子安静轻松愉快的活动,比如洗澡、放一些轻松的音乐等帮助宝宝入睡。对于较大儿童,包括刷牙、洗澡、上洗手间、睡前熄灯、睡前道晚安等。睡前程序规定在 15~30 分钟,最多不超过 45 分钟。一般建议每次 4~5 种的睡前活动,这些活动应该在孩子睡觉熄灯之前进行。

睡前程序做好后,在宝宝有困乏但是还清醒的状态下,把他 / 她放在床上,及时让其学会独立入睡,夜醒时宝宝就学会了自主接觉,拥有整夜睡眠。

很多家长反映睡前程序也在做,但做好后孩子还是不能自主入睡。针对不能自主入睡的宝宝,还可以在医生的指导下采取行为管理的方法,常见的方法有:

(1)消退法:欲睡还醒放床上,忽视期间的任何哭闹,直至第二日清晨,效果好,难接受。

(2)逐渐消退法:父母在宝宝出现睡意但还没完全睡着的情况下将其放在床上,然后按照特定的时间在卧室门口等待看望,逐渐延长每次等待间隔,直到最后儿童能够独立睡觉。

举个例子:第一天刚开始等待 5 分钟进去看望,看儿童有没有身体上的不适,尽量用言语而不是身体去安抚。安抚的过程不超过 2 分钟,安抚后出来间隔 8~10 分钟再去看望,用同样的方法再去安抚 2 分钟。一般治疗一周后就会有明显的进展。治疗过程最好与大人分床睡,治疗时间也要保持儿童的作息时间规律。

(3)改良逐步消退法:根据每个家庭的特点,对逐步消退法进行改良后使用,比如在入睡过程中运用逐步消退法时,有的家庭在儿童半夜醒来时,无法使用同类的方法,这个时候可以允许在夜醒的时候采用抱、摇晃。但是入睡的过程,比如午睡、晚上睡觉前需要采用逐步消退法,一般情况下随着儿童入睡能力的提高,两周后儿童的夜醒次数也会明显下降。

值得注意的是,采取何种方法干预儿童的夜醒问题,应结合儿童的特点、家长的期望和耐受、家庭的特点综合考虑决定,治疗方法的选择切忌生搬硬套。只要坚持进行行为管理,宝宝的睡眠一般两周左右都会取得效果。

此外,帮助孩子睡眠时,家长尤其是妈妈亦要照顾自己的身心健康,家人的配合及支持也十分重要。

如果家长进行了睡眠行为训练,宝宝的夜醒还没有明显改善,建议家长到医院发育行为儿科／儿保科寻求专业医生的帮助。

2. 宝宝入睡困难怎么办

夜深了,为何宝宝一点睡意也没有?宝宝已经两岁了,要睡觉时特别折腾,上床后还要讲故事、玩玩具,晚上 9 点上床,10 点到 10 点半才能睡着,不满足要求就一直哭。宝宝的睡眠问题已经造成了家庭的困扰,该怎么改善宝宝的入睡问题?抗拒睡眠是很多孩子都有的行为。先来看看有关儿童入睡困难的小知识。

儿童行为性失眠问题根据《国际睡眠障碍分类》(ICSD-3)可主要分为 3 种:

(1)睡眠启动相关型:通常发生在 6 月龄到 3 岁的儿童,这类孩子要在特定状况下才能睡着(如需父母抱着睡、吃着奶嘴),若半夜醒来,也必须用同样方式才能再入睡,并常导致睡眠不足。

(2)入睡行为限制不足型:因父母或照看人对儿童的就寝行为缺乏明确的限制,儿童表现为拒绝就寝或拖延就寝时间。在设定的就寝时间,儿童拒绝上床睡觉、上床后难以入睡或反复提出各种要求以拖延就寝时间。儿童一旦入睡,睡眠质量一般正常,但睡眠时间会减少 30~60 分钟。

(3)混合型:以上两种型态同时出现,如睡前想尽办法拖延或拒绝睡觉(入睡行为限制不足),半夜醒来须父母安抚或陪伴下才能再睡(睡眠启动相关型)。

如何改善宝宝的入睡困难呢?

(1)要明确床是用来睡觉的地方,不睡觉的时候不要在床上。

(2)为宝宝安排恰当的固定的睡前程序:孩子总有各种借口拖延入睡,再喝一口水,再去一次洗手间,再讲一个故事。这些都不过是孩子想为自己多添点权利。父母可以先下手为强,和孩子事先共同制定规则,由规则规范孩子而不是一味地说"不"。这种睡前规则,也称为睡眠程序,指的是一系列让孩子安静轻松愉快的活动,比如洗澡、放一些轻松的音乐等帮助宝宝入睡。对于较大儿童,包括刷牙、洗澡、上洗手间、睡前熄灯、睡前晚安等。睡前程序规定在15~30分钟,最多不超过45分钟。一般建议每次4~5种睡前活动,这些活动应该在孩子睡觉熄灯之前进行,让孩子了解睡觉时间到了。而睡前在床上听故事、玩耍等行为,须挪至床以外的地方。

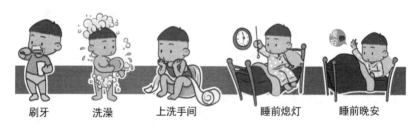

刷牙　　　　洗澡　　　　上洗手间　　　　睡前熄灯　　　　睡前晚安

(3)奖励孩子,软硬兼施:这个年龄段的孩子,大多都已经懂事,可制定睡眠奖励。例如做一个贴纸表格,让孩子可以目睹自己的进步。孩子一旦完成目标,次日早晨第一件事情就是要给予孩子贴纸奖励。随时间及孩子的行为,适当调整奖励以符合儿童的兴趣,但应保证奖励仍是具体且可马上获得的。多个小奖励比少量大奖励更有效。

(4)睡眠作息规律:对于入睡困难的宝宝,上床的时间要接近入睡的时间,比如对于前面提到的宝宝来说,每次要晚上10点到10点半才能入睡,那就不要过早上床,可以在 9 点到 9 点半做好睡前程序,9 点半熄灯上床,上床后家长不要和孩子互动,如果上床后哭闹明显,可以适当推迟上床时间,但需要强调的是无论多晚睡着,第 2 天起床的时间是固定的,从而帮助孩子逐步把入睡时间提前,保障整体的睡眠需求和质量。

孩子有时存在一定程度的抗拒就寝或失眠,通常为暂时性。只有当症状每周至少发生 3 次、持续至少 3 个月,且对儿童、父母或整个家庭造成显著的功能影响时才考虑睡眠障碍。

如果家长进行了睡眠行为训练,孩子还是每周超过 3 天、连续 3 个月以上重复出现这些问题,且已造成孩子或家长白天功能的损害(如嗜睡、注意力不集中、情绪易怒等),建议前往医院发育行为儿科 / 儿保科就诊寻求专业医生的帮助。

第四章 免疫接种

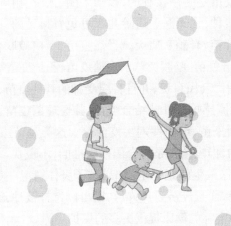

第一节　预防接种的基本常识

1. 一类疫苗和二类疫苗的区别

预防接种疫苗，是最有效和经济的公共健康预防措施，通过疫苗接种，宝宝体内产生保护性的抗体，从而产生抵抗某些特定传染病的能力。那一类疫苗和二类疫苗有哪些区别呢？

一类疫苗是指政府免费向公民提供，公民应当依照政府规定接种的疫苗。一类疫苗是必须接种的，孩子入园、入学、出国都需要查验这些疫苗均已接种、无遗漏。适龄儿童可免费接种的一类疫苗包括：乙肝疫苗、卡介苗、脊髓灰质炎减毒活疫苗、百白破联合疫苗、麻腮风联合疫苗、甲肝疫苗、脑膜炎球菌多糖疫苗、乙脑疫苗等。

二类疫苗是指由公民自费，并且自愿受种的其他疫苗，如水痘疫苗、流感疫苗、b 型流感嗜血杆菌结合疫苗、肺炎球菌疫苗、轮状病毒疫苗、伤寒 Vi 多糖疫苗、细菌性痢疾疫苗等。这类疫苗虽然不是国家强制要求接种的，但疫苗都是符合国家标准的，不免费。二类疫苗到底要不要打，儿保医生的意见是：如果孩子身体情况一贯良好，没有出现过接种反应，而且经济条件许可，则可以选择接种，有效、适合的预防接种可以为宝宝的健康提供更多的保护屏障。

2. 早产儿与预防接种

早产儿细胞免疫与体液免疫发育不成熟，补体水平低下，血清缺乏调理素，通过母体胎盘获得的 IgG 量少，对感染的抵抗力较弱。美国儿科学会建议，早产儿（包括低出生体重儿）应按足月儿的免疫程序进行免疫接种。大多数情况下，早产儿和低出生体重儿对常规疫苗的安全性、耐受性以及免疫应答效果与足月儿差异无统计学意义。

早产儿疫苗接种有哪些注意事项呢？

首先，早产儿可以接种各类疫苗（出生体重<2.5kg 的早产儿接种卡介苗除外）。乙肝表面抗原（HBsAg）阳性或不详母亲所生的早产儿应在出生后 24 小时内尽早接种第 1 剂乙肝疫苗，接种之后 1 个月，再按 0、1、6 个月程序完成 3 剂次乙肝疫苗接种。HBsAg 阳性母亲所生早产儿，出生后接种第 1 剂乙肝疫苗的同时，在不同（肢体）部位肌内注射 100IU 乙肝免疫球蛋白（HBIG）。危重早产儿应在生命体征平稳后尽早接种第 1 剂乙肝疫苗。

其次，出生体重<2.5kg 的早产儿，暂缓接种卡介苗。待体重≥2.5kg，生长发育良好，再接种卡介苗。

第二节 特殊儿童的预防接种

1. 食物过敏与预防接种

食物过敏是指机体通过食入、皮肤接触或吸入某种食物蛋白而引起的特异性免疫反应，从而导致机体过敏性炎症的一组疾病。许多食物可以引起人体过敏，最常见的致敏食物有：牛奶、鸡蛋、花生、坚果、甲壳类和贝类、鱼、小麦和大豆。

食物过敏不仅可引起重度湿疹、过敏性鼻炎、哮喘等，而且部分儿童因严重过敏反应需要全身使用糖皮质激素，导致食物过敏儿童的感染风险较正常儿童增加。很多家长担心食物过敏的宝宝疫苗接种会存在禁忌证，那么食物过敏的儿童预防接种与正常儿童有无差异呢？

实际上，目前绝大多数疫苗不含有食物相关成分，不会因食物相关成分导致过敏反应。因此，食物过敏儿童应正常进行预防接种。具体接种建议如下：

（1）可以接种：食物过敏的儿童可以按免疫程序正常接种；有蛋类严重全身过敏反应史的儿童，应在医疗机构监护下接种流感疫苗。

（2）暂缓接种：食物过敏的急性反应期（如并发哮喘、荨麻疹等）或接种部位皮肤异常（湿疹、特应性皮炎等），应暂缓接种。

（3）禁忌接种：对蛋类过敏者禁忌接种黄热病疫苗。

2. 湿疹与预防接种

湿疹多在婴儿期发生，大约 50% 的湿疹患者会发展成过敏性鼻炎或哮喘。湿疹患儿皮肤屏障功能破坏，易继发刺激性皮炎、感染及过敏而加重皮损。许多家长担心患湿疹的宝宝预防接种会存在禁忌证，那么患湿疹的儿童预防接种与正常儿童有无差异呢？

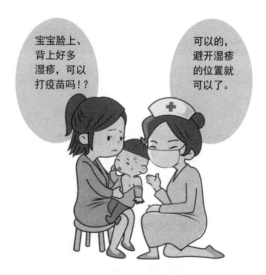

世界卫生组织在《扩大的免疫规划所用疫苗的禁忌证》中将皮肤病、湿疹或局部皮肤感染作为接种疫苗的假禁忌证。湿疹患儿应接种疫苗以预防疾病发生，且接种疫苗后不会加重湿疹疾病症状。因此，对湿疹患儿的接种建议是避开湿疹部位，可以接种各类疫苗。

3. 接种疫苗后出现反应如何处理

部分儿童在接种疫苗后会出现一些反应,如低热、局部红肿,同时可能伴有全身不适,如倦怠、食欲减退、乏力等症状。上述症状一般持续1~2天即可消失,不需要任何处理。家长应给孩子多喝水、多休息,饮食方面推荐稀饭、面条、鸡蛋羹等易消化的清淡食物。

但宝宝接种疫苗出现以下情况应立即去医院:体温38.5℃以上,超过48小时仍不退烧,尤其是3月龄以下或有高热惊厥史的宝宝;或者虽然体温在38.5℃以下,但精神状况差;宝宝出现精神差、排尿减少、脱水、腹痛、严重呕吐腹泻、抽搐、严重咳嗽、呼吸异常等情况。

第五章 早期发现与发育相关的异常

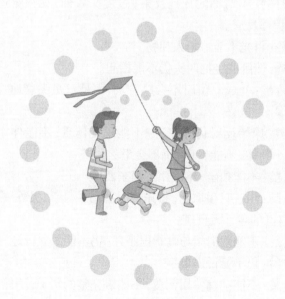

第一节　发育异常的基本知识

在胎儿期、分娩期及新生儿期存在许多对胎儿和婴儿生长发育不利的危险因素，例如宫内感染、新生儿窒息、新生儿缺血缺氧性脑病、早产、低出生体重等。这些高危因素可能导致大脑结构和功能受损，家长应密切监测，早期发现与发育相关的异常表现，早诊断、早干预。

新生儿期至婴幼儿期发育异常的早期表现如下：

1~2 月龄：不对称的拥抱反射；过度头后仰；无视觉追踪表现；无声音的惊吓反应。

3 月龄：目光不能追随人和物。

4 月龄：俯卧或竖抱时头仍不能抬起。

6~7 月龄：扶成立位时不会跳着玩，而是双足尖着地、两腿挺直或双足交叉。

8 月龄：原始反射仍存在；腿不能承受体重；不能伸手抓玩具；不能注视小物体；不能发声；仍不会坐。

10 月龄：不能独坐；不能用手捏东西。

12 月龄：用一只手取物；够东西时总用一只手，另外一只手不活动；对叫自己的名字无反应。

18 月龄：不能用拇指与食指捏小丸；仍不能站立行走。

24 月龄：仍不能说出单字。

36 月龄：不能准确使用调羹；不能讲完整的句子；不能理解简单的指令；不能单独上厕所。

如有上述异常的发育表现，家长应及时带孩子到专业机构进行全面的发育评估，根据评估结果制订相应的干预计划并定期随访孩子的发育情况。

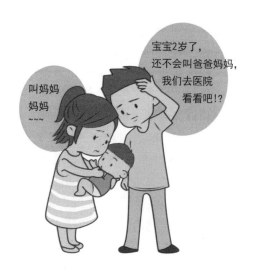

第二节　几种异常的早期识别

1. 孤独症的家庭早期识别

孤独症谱系障碍简称孤独症,又称自闭症,是一组以社交沟通障碍、兴趣或活动范围狭窄以及重复刻板行为为主要特征的神经发育性障碍。早期发现、早期行为干预和教育可显著改善孤独症患儿的不良预后。

孤独症社交不足行为和部分刻板行为在早期即可出现,以下5种行为标记,简称"五不"行为,可作为孤独症家庭早期识别的警示信号。

(1)不(少)看:指目光接触异常。孤独症早期就表现出对有意义的社交刺激的视觉注视缺乏或者减少,对人尤其是对人眼部的注视减少,有的孤独症儿童,即使可以对话,但面对面注视仍然不正常。

(2)不(少)应:孤独症儿童对父母的呼唤声充耳不闻,叫名反应不敏感。共同注意差,例如当照养人用手指指向或用眼神等尝试与孩子共同关注某一物体或事件时,孤独症儿童表现出共同注意的缺陷。

(3)不(少)指:孤独症儿童缺乏恰当的肢体动作,无法对感兴趣的东西提出请求。例如,12月龄时孤独症儿童不会点头表示需要、摇头表示不要,不会有目的地指向、手势比划等。

(4)不(少)语:多数孤独症儿童存在语言出现延迟,家长最早发现的也往往是儿童语言问题。

(5)不当:指不恰当的物品使用及相关的感知觉异常。通常孤独症儿童从12月龄起可能会出现对物品的不恰当使用,包括旋转、排列以及对物品的持续视觉探索。比如将小汽车排成一排,旋转物品并持续注视等。言语的不当也应该注意,表现为正常语言出现后言语的倒退或难以听懂、重复、无意义的语言。

2. 脑性瘫痪的早期发现

脑性瘫痪是自受孕开始至婴儿期非进行性脑损伤和发育缺陷所导致的综合征,主要表现为运动障碍及姿势异常。及早识别脑性瘫痪,进行早期干预,有助于患儿的预后。

家长在养育过程中,如发现以下异常,须及时就诊评估,进行早期筛查和干预:

(1)大运动发育落后:抬头、翻身、坐、站立、走等早期运动发育里程碑落后2~3月龄,如4月龄后始抬头,8月龄后始坐、13月龄后始站、15月龄后独走。

(2)精细运动发育落后:主动伸手抓物、手指捏物等精细动作落后3~4月龄,如6月龄后不能主动伸手抓物、12月龄不会拾物。

(3)自主运动困难:动作僵硬、肌张力过高或过低,不能完成自主运动模式,出现异常运动模式。

(4)主动运动减少:新生儿期吸吮能力差,少哭,2~3月龄婴儿表现双腿蹬踢少或单腿蹬,手活动少等。

(5)异常姿势:如持续头易背屈、斜颈、四肢痉挛、手常握拳状、拇指内收(7月龄后仍出现)、上臂常内旋后伸、足尖着地、剪刀步和角弓反张。

第六章　儿童早期发展

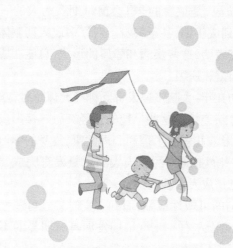

第一节　儿童早期发展的理念

1. 儿童早期发展的意义

儿童早期发展是指从胎儿期到学龄前期儿童早期的生理、心理和社会能力等发育潜力的全面发展。胎儿和婴幼儿期尚处在生命的初始阶段，发育初期各个方面都尚未成熟，此阶段最脆弱，最易受到伤害。因此更需要特殊的关爱、照护和支持。0~3岁是婴幼儿成长和发展的最关键阶段，是重要的"机会窗口期"，为人的一生奠定基础，其影响会延续到成年期，甚至终身。对许多成人期躯体疾病和心理行为障碍的研究表明，这些疾病和障碍的形成，总能在成人的婴幼儿期找到相关的因素和病因。

在生命的最初几年，大脑飞速发育。神经元以每秒700~1 000个的惊人速度建立着新连接。这些早期的神经突触连接形成了神经可塑性的基础，继而影响儿童的生理和心理健康、终身的学习和适应变化的能力。在这一阶段80%的成人大脑重量发育完成，到3岁，儿童大脑的活跃度已是成人大脑的两倍。

生命早期大脑的可塑性最强，而到7岁时神经可塑性已骤降到生命早期水平的50%左右。儿童早期发展具有明显的不确定性和可塑性，会同时受到环境和社会中正负两方面的影响。因此越早为儿童创造积极的早期经验，越有利于儿童的大脑发育。

无论是先天基因还是后天环境都会对大脑产生影响，它们是一个整体的两个组成部分。研究发现，基因和环境的互动决定大脑的发育水平。儿童的早期经验不仅会影响儿童的生理和体格发育，也会影响儿童脑的发育。特别是在0~3岁婴幼儿，从环境中获得的积极的早期经验对其发展产生关键的影响,而不利经验则会干扰其大脑发育、情感依恋和早期学习。

美国芝加哥大学教授、诺贝尔经济学奖获得者 James Heckman 经过多年研究发现,在儿童早期人力资本投入是全生命周期中投入产出比最高的,可以达到 1:4~1:9 投资回报率。对儿童早期发展的投资,不仅可以有更好的学业表现、更强壮的身体,增加其成年后的个人收入潜力、提高整体工作效率,同时也能减轻卫生、教育以及儿童和社会保障体系的压力,降低医疗等社会成本。由此可见,儿童早期发展不仅决定了个体自身的发展潜力,更决定了国家层面人力资本的竞争力。

2. 养育照护促进儿童早期发展

儿童早期发展需要多维度、综合的支持和促进。为了使儿童获得最佳的早期发展,特别是 0~3 岁婴幼儿时期,须做好婴幼儿养育照护服务。养育照护是由照护者创造环境,确保儿童身体健康、摄取充足营养,保护他们免受威胁,并通过情感支持和回应进行交流,为儿童提供早期学习的机会。为更好地促进儿童早期发展,婴幼儿养育照护应做到以下几点:

(1)促进良好的健康:①做好孕产期保健,特别是孕期营养和心理保健,改善孕产妇的健康状况,为胎儿和新生儿发育提供良好的母体环境非常重要。②定期开展生长发育监测。父母及照护者要定期带儿童到专业机构进行健康检查,应用生长监测图监测儿童体格增长情况,并评估其营养状况、认知、情绪和行为发展。通过早期筛查及时发现偏离和疾病,提供早期干预和医疗服务。③根据国家计划免疫程序,按照推荐的年龄和间隔对儿童进行疫苗接种。做好个人和环境卫生,养成良好卫生习惯,以减少感染风险,预防疾病发生。④培养儿童良好的生活习惯和生活方式。保证儿童有充足的睡眠时间;为儿童提供一定的自由活动以及不同强度的身体活动。⑤父母及照护者定期接受健康检查和干预指导,以保证其身心健康,为婴幼儿提供适宜的养育照护。通过线上线下培训班、父母课堂、咨询指导等形式,提高养育知识和技能。

(2)提供充足的营养:①婴儿出生后6月龄内保证纯母乳喂养,特别鼓励母乳喂养早产和低出生体重儿。6月龄后,除母乳外,需要足够频次和多样化的辅食添加;保证食物的营养密度和适宜的质地,还需要补充微量营养素,为儿童大脑和身体发育打下基础。②父母及照护者及时、敏感地了解婴幼儿进食需求,回应性喂养,鼓励但不强迫进食,帮助婴幼儿形成规律的进餐时间,学习进餐技能,培养良好的进食行为。

(3)回应性照护:①照护者通过日常生活照护、与婴幼儿玩耍、交流和赞赏过程中,与其建立积极的亲子关系;②照护者通过观察婴幼儿的动作、声音和表情,敏感了解其生理和心理需求,做出恰当的回应;③照护者在日常生活照护中,如喂养、洗澡、换尿布等过程中给予婴幼儿充分的眼神交流、拥抱、微笑、语言回应以及手势交流等;通过共同阅读以及互动性游戏等方式,营造积极的环境促进婴幼儿在情感、社交和认知方面的良好发展。

(4)保障安全:①保证婴幼儿处于安全的生活环境,日常活动都在照护者的安全视线范围内;确保食品卫生和安全;保障婴幼儿旅行和户外安全,预防意外事故发生;②保护婴幼儿免受暴力、虐待、体罚、忽视等行为,为遭受暴力、虐待或者其他社会和家庭问题风险的婴幼儿提供支持性服务。

(5)提供早期学习机会:①为婴幼儿提供全方位的早期学习机会和条件,包括提供适合年龄的玩具、共同阅读、讲故事、游戏玩耍、绘画、唱歌、优质日托等;②经常开展与婴幼儿年龄相匹配的游戏活动,照护者把玩耍融入日常生活中,并提供适合的场地、玩具(或自制)和日常物品,让婴幼儿自由地探索和玩耍,引导其锻炼视觉、听觉、触觉、身体力量、灵活性和协调性及手眼协调等能力;③在喂食、洗澡和其他日常家务中积极地与婴幼儿交谈和互动,每天与其创造至少30分钟的优质亲子共处时间;④提供参与家庭生活和家务劳动的机会,让婴幼儿获得丰富的体验和经历,如参与家庭聚会、游览、访问、购物以及简单的日常家务,学习生活技能,接触和体验更广泛的人际关系和交流,从中体验到家庭的乐趣,学会尊重、独立、建立自信。

3. 家长在儿童早期发展中的角色

婴幼儿时期大部分时间都是在父母或家庭其他成员的照料中度过的,儿童体格、运动、语言、认知以及社会情绪等方面的全面发展离不开父母或照护者的支持与陪伴。家长是保障其今后身心健康发展的重要基础,在儿童早期发展中担任非常重要的角色。家长应主动参与儿童早期发展全过程,在儿童成长的整个阶段,始终以积极的态度去了解、观察、学习、陪伴及帮助儿童早期得到全面发展。

(1)家长是儿童健康和安全的积极维护者:在儿童大脑发育的关键时期,提供关爱和适合儿童需求的日常生活照护,保障环境安全卫生,并采取积极有效的预防保健和医疗措施,达到保障和促进儿童身心健康与发展的目标。

(2)家长是儿童的第一任老师:在与婴幼儿共同的日常生活中,家长的言行举止、生活方式和习惯,都会成为婴幼儿模仿的对象,起到潜移默化的作用。因此家长是婴幼儿的榜样,也是其人生的第一任老师。

(3)家长是儿童早期学习机会的提供者、支持者及参与者:在儿童早期发展过程中,提供支持性的发展环境、探索的机会、解决问题的途径等至关重要。家长通过家庭生活,为儿童提供丰富的学习机会、体验和经历,并积极参与到由儿童主导的游戏中,支持儿童的游戏方式,在游戏中与儿童积极回应与互动,鼓励他们发挥创造力和想象力,促进其体格、情感、思想和能力的成长和发展。

(4)家长是良好家庭氛围的创造者:充满爱和快乐的环境是儿童健康成长最重要的条件和保障。创建一个温馨、和睦和美满的家庭环境,让儿童充分感受到家人的爱,养成良好的品格。避免忽视、溺爱、暴力等行为对儿童早期发展的不利影响。

值得注意的是,随着现代生活节奏的加快,年轻父母工作压力大,无法独立承担养育孩子的责任,隔代教养或保姆带养是比较普遍的现象。一部分年轻父母缺乏对儿童早期发展理念的正确认识,将养育孩子的责任推给祖辈或保姆;将教育孩子全寄托于一些早教或托育机构,而造成父母育儿角色的错位或缺位。也有部分家长消极参与养育活动,如在陪伴儿童时不能做到关注与互动,而是在一旁玩手机,或图省心干脆让儿童长时间看动画片。长此以往将阻碍儿童和家长之间的情感沟通、交流,同时也不利于儿童的早期发展。

4. 建立早期亲子关系的重要性

早期亲子关系是指儿童与其主要照护者(主要是父母)之间的交往关系。父母在儿童早期持续地关心、支持并且爱护儿童,这种无微不至的关爱与孩子形成了一种特殊的人际关系,即亲子关系。它是儿童生活中建立的第一个社会关系,也是最基本的、最重要的社会关系,对儿童以后建立其他社会关系、情感以及认知有深远影响。

积极的亲子关系使儿童对父母产生亲情、依恋、信任和安全感,从而使其愿意听父母的话,愿意遵守父母提出的要求和规矩;积极的亲子关系为儿童的成长创造了一个稳定、安全、温暖和支持的环境,会持久影响儿童的一生;积极的亲子关系有助于婴幼儿社会性及心理发展,对其性格的养成、与人交往的模式、表达爱和感受爱的能力,都起到决定性的作用,是实现儿童早期发展潜能必不可少的重要因素。积极的亲子关系,就是在与儿童互动沟通的过程中,多赞美、表扬、鼓励和支持,这能很好地让儿童构建自信心和安全感;而消极的亲子关系,总是充满了批评、否定、责骂等负面的行为,使得儿童感到沮丧、胆怯,缺乏自信心,将会对其成长产生不利影响。这些不利影响不仅会持续到成年,可能还会影响到他们对下一代的养育。

亲子关系的质量直接影响儿童对父母的接纳程度,是家庭教育的重要前提和基础。婴幼儿时期是父母与儿童建立亲子关系的重要时期,对儿童的成长至关重要,父母千万不要错过这个关键期。通过参与家庭日常喂养、护理以及与儿童交流玩要,给予儿童高质量的陪伴,建立和谐的亲子关系。

父母与儿童建立积极亲子关系的基本要素包括热情、接纳、真诚、共情和尊重。即对儿童表现出真正的兴趣、非常友好且能及时与其互动；无论儿童是怎样的气质、性格或行为表现，都无条件地重视、在意和关心他/她；在儿童面前既坦诚又讲道理，并总是鼓励，根据不同的儿童和不同的环境分别做出恰当的回应；学习理解儿童的行为，假设自己也经历过同样的情绪；相信儿童有与其年龄相符的学习和行动能力，允许他们自己探索和行动、进行独立思考、做出决定，找到问题的解决办法。这5种基本要素通过家长与儿童日常玩耍、交流和赞赏过程，促进良好亲子关系的建立。

5. 认识儿童发展的差异

每一个儿童都是独一无二的生命体，遗传、环境和教育中的诸多因素，决定了他们的发展差异。家长在养育孩子的过程中，往往会发现自己的孩子与别人的孩子存在很大的区别，即使是同一个家庭内的同性别的双胞胎也可能存在很多差异。所以个体差异具有很大的普遍性，这种差异从出生就存在，造成差异的因素有很多，如家庭环境差异、父母性格差异、遗传因素差异、气质类型差异等，可能导致儿童在方方面面和同龄人相比存在一些差异，如身高体重、生长速度、进食量、睡眠时间、语言表达、运动、性格和情绪等。父母应坦然无条件地接纳自己的孩子，允许差异性的存在，在养育过程中更要遵循儿童的发展规律和节奏，多一些宽容和耐心。

而在现实生活中，一些家长往往不是无视差异，就是把差异无限扩大。那么，哪些差异需要家长静待花开，哪些差异又需要家长提早鉴别干预？这是家长要特别关注的。通过到专业儿童医疗保健机构进行定期生长发育监测和评估，向专科医生咨询相关问题，寻求解决问题的科学办法，减少不必要的焦虑情绪或错误的做法。

每个儿童天生都是相似的，但也是天生不同的，他们的爱好、特长也不尽相同。父母既要看到儿童的共性，更要去发现他们的差异，尊重差异，因材施教。应根据这种差异，即儿童发育的潜力和特长，为其发展创造相应的环境，提供相应的条件，使其潜力和特长得到充分发展。早期科学的养育和学习，可以使这种差异成为儿童发育的积极的趋向，造就儿童未来的优势和独特的才干，促进儿童发育潜力的充分发展；相反，不正确的干预会抑制儿童的优势和个性发展，阻碍儿童发育潜力的发挥，导致不良的后果。

第二节 儿童早期发展的实施

1. 创设安全又自然的家庭养育环境

都说家庭是人生的第一所学校，家庭环境为儿童提供了大量的信息、刺激、体验和经历，这一切都在影响儿童的成长，包括正面的或负面的影响。要知道儿童早期发育阶段各种感官刺激、探索是将来认知发展的重要基础。给儿童打造一个安全的、可以自由探索的、丰富有趣的环境，通过触觉、味觉、嗅觉、视觉和听觉等方式，获得更多的认知经验，帮助发展儿童的各种能力，让其在探索中获得乐趣，体验成功感。

一些家庭中往往存在过度限制儿童行为的现象，如觉得玩具物品不干净，便不允许宝宝将玩具放到嘴里，也不可以吃手；或者觉得家居环境中有不安全因素，便不让宝宝自由探索，如会爬、会走后也不许到处攀爬等。这种过度限制的养育方式不仅会影响儿童运动、认知的发展，从心理层面来看还会让儿童形成"外部世界不安全"的概念，从而不敢去接触外部世界。具体表现为不敢接触新玩具及新的游乐设施，或表现为人际互动中的退缩、被动行为等。

作为照护者应该如何给儿童打造一个既安全又自然，有利于其自由探索和学习的家庭养育环境呢？

对所有儿童来说，安全是进行探索活动的前提。照护者应采取防护措施，营造安全空间，确保儿童远离危险。把一些对婴幼儿而言的危险物品收纳起来，置于高处或带锁的储物柜中，如收妥细小物品和易碎品等；给墙角、桌角等坚硬物贴上防撞条；室内有楼梯的家庭要在房门口和楼梯口安上栅栏门，随时关门并加锁，防止婴幼儿从楼梯滚落;电源插孔在装修时要考虑提高到 1m 以上或加防护罩;减少使用桌布等。

在儿童探索周围世界时,照护者应始终陪伴左右,鼓励他们相信成人会一直在那儿支持和保护他们。给儿童提供足够的适应时间,尤其是在新的环境和活动中更要让他们感到很安全。

在确保安全的同时,还必须充分考虑儿童年龄阶段的特点及其发展水平。如在婴儿期可在室内墙上合适的地方贴挂一些图案简洁、色彩鲜艳的图片,以促进其视觉和认知的发育;准备一个软硬度适中的垫子或棉质的地毯,便于婴儿在上面活动,做操、俯卧、翻身、爬行练习,而不是在床上、沙发上玩耍。购置一些玩具柜、小书柜,根据月龄投放玩具和图书,每次 3~4 种,部分可以重复;最下层放婴幼儿可以自主选择、玩耍的,以方便随时取放,做到图书、玩具的可及性。对特殊儿童,照护者应给予更多的关注和必要的帮助,以便于他们拥有同等的探索机会。

养育环境的创设应有助于儿童动作发展,同样也需要提供适宜的室外环境。尽可能地保证儿童每天有充足的户外活动时间,与大自然亲密接触,如阳光、雨水、河流、山坡、草地、泥土、沙子等。通过体验奇妙的自然生存环境来刺激感官,挑战运动技能。

家庭要为儿童提供丰富、适宜的学习材料,满足其早期学习机会。其实让儿童摆弄生活材料也是一种学习。照护者可以从周围的环境中寻找一些低成本甚至零成本的常见材料,如锅、碗、瓢、盆等家庭日常用品,花卉、树叶、石头等天然材料,塑料瓶、纸盒等可回收物品,都可以成为儿童玩耍探索的道具。

2. 了解宝宝的气质特点

气质是人与生俱来的一种个性心理特征,是性格发展的基础。气质主要由先天因素决定,具有很大的稳定性,但后天的养育、环境因素对其也会产生一定的影响。

气质可分为五个类型:易养型、难养型、启动缓慢型、中间偏易养型和中间偏难养型。如易养型的宝宝日常活动比较有规律,比较容易接受新的事物和环境,遇到陌生的情、景、物会积极地接近,情绪良好,反应适中,活泼可爱;启动缓慢型的宝宝活动水平低,不活泼,反应强度弱,无论积极还是消极的反应都很轻微,情绪消极,逃避新刺激、新事物,对新事物和新变化适应缓慢,但在没有压力的情况下,会对新刺激慢慢发生兴趣,在新环境中能逐渐活跃起来;难养型的宝宝日常生活的规律性差,对新事物、新环境的反应往往是退缩的、回避的,环境改变以后不能很快去适应,情绪反应强烈,爱发脾气、时常大声哭闹、不容易接受安抚、固执,抚养起来很困难。

其实宝宝气质类型并无好坏之分,父母及照护者应了解宝宝的气质特点,这样才能有的放矢地提供适合宝宝气质特点的教育方式和养育环境。如果照护者了解宝宝的气质特点,能够及时、恰当地回应宝宝的需求,那么宝宝的情绪就会相对稳定;若照护者的养育水平较低,可能无法捕捉到宝宝发出的需求信号,使宝宝的需求无法及时得到回应或满足,从而导致宝宝频繁出现负面情绪。家长在羡慕别人家宝宝的同时,更应该学会了解自己的宝宝,提升自己的养育能力。

如易养型的宝宝虽然带养较为容易,但在日常生活照护中要注意由于其忍耐能力较好,有时即使不舒服或不适应,往往并不容易表露出来,即使表达出来也不是那么强烈,易被照护者忽略。这样可能会忽略宝宝的情感需求或耽误病情。所以照护者平时要多关心宝宝的身心状况,尤其是对宝宝的轻微抱怨或申诉均应予以查问。对启动缓慢型的宝宝,照护者要充分理解宝宝的性格特点,在宝宝学习新技能或适应新环境时,用充足的耐心等待,不要误认为宝宝"很懒""很笨",而用强迫的手段要求宝宝跟同龄人步伐一致;应肯定宝宝的每一点努力和进步,不吝啬称赞,积极鼓励;不强求速度,允许其按照自己的"节奏"前进。而对于难养型的宝宝,适应新环境养成好习惯,是一件比较困难的事,父母要接受宝宝的气质,理解其主要由先天因素决定,不强求其改变,要有足够的耐心,花费较多精力和时间,多想办法去引导、培养和鼓励,不可采取简单粗暴的方法;难养型的宝宝容易发脾气且难安抚,这时可在注意安全的情况下,予以忽视,等到宝宝发作终止,平静下来,再予以安抚,询问有关情况,进行处理;对宝宝过分的要求,要坚定而平静地拒绝,如果宝宝的要求不违反原则,在可能的情况下尽量满足;宝宝入园后要多与老师沟通交流,多换位思考,争取老师的理解和帮助。

3. 与宝宝互动与玩耍的要点

互动是一种双向交流,是人与人彼此相互作用或相互影响的过程。研究表明,成人与宝宝之间形成发球回球式的互动,将影响宝宝大脑神经元连接与大脑构造的形成,为大脑发育奠定良好的基础。互动不仅可以帮助照护者更好地进行回应性照护,形成良好的亲子关系,也能帮助宝宝将来建立良好的人际关系。

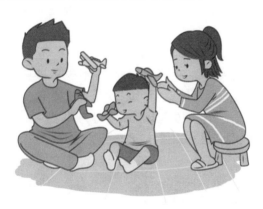

宝宝从出生开始就会互动,日常的生活环境是宝宝与照护者产生互动的最主要场所,当宝宝与照护者共同关注一件物品、共同参与一件事情时,互动就自然而然发生了。这时照护者需要了解宝宝独特的互动方式:哭声、语言、动作、手势和面部表情以及身体姿势,除了仔细倾听、观察、解读其目的外,照护者还须调动合适的身体姿势、表情、眼神、肢体动作及语言、声音,向宝宝传递易被其观察到并被理解的有效信息。当照护者的行为被宝宝所理解时,就可继续予以回应,维持互动。

玩是宝宝的天性,也是宝宝学习的通道。高质量的玩耍和宝宝各方面能力的提升有着千丝万缕的联系。很多父母为了促进宝宝的能力发展,买各种各样的益智玩具。其实玩具本身并不是最重要的,"人"才是最重要的。这个"人"就是父母及其他照护者,对宝宝而言父母才是最好玩的玩具。父母如何才能成为宝宝喜欢的大玩具,让宝宝爱上和自己玩呢?

(1)投入而不主导:父母陪宝宝玩时应全身心投入,而不是给宝宝一堆玩具,让他/她玩,自己在一旁看手机。陪玩时眼睛要看着宝宝,蹲下来,面对面,让身体的位置和宝宝保持同等高度。在玩耍中尊重宝宝的兴趣和自主权,让他/她做小主人,自己选择喜欢的玩具和玩法,成人只需跟随和陪伴,恰当给予回应或帮助。

(2)解说而不指示:父母在陪玩时,只需要在一旁解说,描述宝宝玩的情况即可。解说时语音、语调生动夸张、抑扬顿挫,表情和肢体语言丰富有趣,让宝宝觉得您是一个非常有趣的玩伴。注意不要在陪玩时不断发指令干扰宝宝,如指示宝宝应该这样做,不应该那么做。

(3)模仿而不发问:在陪玩过程中,不少父母喜欢把玩耍当成学习知识的机会,不停地发问,如"这是什么颜色? 数一数这有几个?"正确的做法是,模仿宝宝的玩耍行为并减少发问,如宝宝在搭积木,父母可以在旁边一起搭,或者比赛看谁搭的高。

(4)欣赏而不批评:作为父母要学会欣赏宝宝,注重玩耍过程和乐趣,不直接看效果。戒掉语言上一些不自觉的批评,如"你怎么又做错了? 你看某某某小朋友做得比你好。"而应该多一些鼓励,如"加油! 你很棒! 再努力一点就成功啦! "多用描述式的语言去表扬宝宝,如"宝宝真棒,积木搭得真高! "

4. 融入生活的早期学习

在日常生活中时时处处都存在早期学习的机会。照护者可以把玩耍融入日常生活中,设计与宝宝年龄相匹配的游戏活动。家庭中提供适合宝宝玩耍的场地和家常物品,让宝宝自由地探索,促进其感知觉、大运动、精细动作和认知等能力的发展。即使照护者很忙碌,也可以充分利用日常活动和生活经验为宝宝创造学习机会。喂食、洗澡、换尿布、穿衣、散步或其他日常家务活动都是很好的互动学习机会。照护者应积极地利用这些机会与宝宝交谈和互动,每天与宝宝创造至少 30 分钟的优质亲子共处时间,以建立良好的亲子关系。

经常带宝宝接触大自然,在自然环境中跑、跳、踢球,和宝宝一起探索自然界的事物或现象,激发其好奇心与探索欲。利用假期和宝宝外出旅游,和宝宝谈论看到的人文景观,有助于拓宽视野,增长见识。

有些家长误以为一些昂贵的“教育类”玩具或软件是最好的促进儿童早期发展的工具,但这些昂贵的玩具或软件并没有被证实有显著的优势,相反如果 2 岁以下宝宝过多接触需要电子媒体介导的软件类游戏,在一定程度上可能会影响其语言和社交沟通能力的发展。

一些基于家庭日常环境及日常用品设计的简单亲子互动游戏被证实对儿童早期发展具有良好的促进作用,让宝宝摆弄一些生活材料也是一种简单而有深意的学习:如一个不锈钢盆、塑料桶和木勺能让宝宝探索声音;花朵、树叶、沙子和石头能让宝宝感受到不同的质地、不同的颜色、形状和大小;简单的卷纸筒、鞋盒、大毛巾、床单也可以让宝宝玩得不亦乐乎。

5. 选择适合的玩具

玩具是宝宝生活中不可缺少的好伙伴,在其童年成长过程中扮演着重要的角色。在玩玩具的过程中宝宝受到启发,获得经验,从而促进智力、动作和情感等方面的发展。

玩具的选择看似简单,但要真正适合宝宝,其中却大有学问,作为家长应该如何为宝宝选择适合的玩具呢?

选择玩具的基本原则:

(1)确保安全卫生:玩具材料应无毒环保,易洗涤和消毒;表面光滑无棱角;尽量避免玩小物件如小珠子或在成人的监护下玩耍,以免发生误食。不要选择发出尖锐噪声或者声调特别高的玩具,玩具发出的响声不要超过 70dB,以免对宝宝的听力产生不利影响。

（2）根据宝宝的年龄特点选择玩具：为不同年龄的宝宝选择的玩具应符合婴幼儿生理、心理发展特点。

（3）宜选择内容丰富、形象具体、色彩鲜艳、声音柔美或造型夸张的玩具，更容易引起宝宝的兴趣。但也不要过分追求复杂、花哨，否则有可能分散宝宝的注意力。

（4）选择一些可拆装或拼接的玩具，可任意被宝宝摆弄、操纵和运用，满足宝宝动脑又动手的需求。

（5）家庭日常生活用品和废旧物品亦可成为宝宝最好的玩具，如围巾、小毯子、小盒子、锅碗瓢盆、瓶瓶罐罐等。也可因地制宜，按宝宝的兴趣制作一些简单的玩具，如用纸板制作的颜色匹配卡片和拼图。

不同年龄段宝宝适合的玩具：

（1）0~3月龄：宝宝能短时间注视彩色的玩具，到3月龄时还会挥动手臂触摸玩具。此时应选择可以发展宝宝视听等感知觉和动作的玩具，体积稍大、色泽鲜艳、带有声音、便于抓握的玩具，如带响的彩球、捏响玩具、环形或棒状的小玩具、图片等。

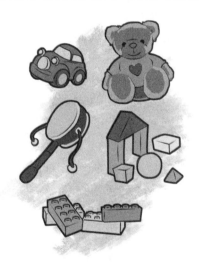

（2）4~6月龄：宝宝的视线能追随活动的人和玩具，对声音有定向反应，双手会逐渐有意识地够取、抓握和摆弄玩具。此时可以选择能抓在手里摇晃发出声响的玩具，如拨浪鼓、环状摇铃、海洋球、发条动力玩具等。

（3）7~9月龄：宝宝已能独坐，并开始学会爬行，手眼协调地用手抓握、摇晃和敲打玩具。此时应选择一些小铃铛、积木块、小鼓和小钢琴等玩具。为了训练宝宝爬行，可选择一些可以移动的玩具，如皮球、玩具小汽车等,吸引宝宝追逐爬行。

(4)10~12 月龄:宝宝已能熟练地捏取小物件和爬行,并学会站立及行走,理解一些物品名称。此时应选择一些训练宝宝手指动作的小木珠、小纸球、小积木、套塔等;可供钻爬、拖拉的玩具,如小推车、拖拉玩具、球类等,提高宝宝走路的兴趣;还可以选择一些布娃娃、布书、图片卡等玩具。

(5)1~2 岁:宝宝体力与智力进一步发展,活动范围扩大,语言及模仿能力增强,此阶段可选择的玩具更多,如套盒、套塔、积木、串珠、图片、图书,可以玩沙、玩水的玩具,整套的过家家玩具,仿制的水果、蔬菜、小电话等;还有能让宝宝拿到户外去活动的玩具如拖拉玩具、小汽车、大皮球等。

(6)2~3 岁:宝宝开始学习一些基本概念,如大小、形状等,动作能力较前更加灵活协调,此时可给宝宝准备一些简单的拼插积木、有各种孔洞的形状盒、简易拼图、能拆卸拼装的玩具、画笔、油泥、小童车等;可促进语言、社会性和想象力发展的绘本。

第三节 感知与运动

1. 良好的视觉环境

0~6 岁是儿童眼睛和视觉功能发育的关键时期,6 岁以前的视觉发育情况决定了儿童一生的视觉质量。人体接收的信息 80% 来自视觉。因此,健康良好的视觉环境对儿童视觉发育至关重要。

新生儿的视力发育需要良好的环境亮度,白天要保证室内光线明亮,夜间睡眠时则应关灯。对于新生儿,可以选择黑白卡片、红球等玩具进行视觉训练。在儿童清醒睁眼时,可以将黑白卡片放在距儿童眼睛 25cm 的位置,吸引儿童注视。待儿童注视卡片后,可将卡片缓慢移动,引导儿童追视。3 月龄以上的儿童,还可以选择彩色卡片和颜色鲜艳的玩具,发展儿童对颜色的感知能力。

生活中任何需要视觉的活动,都是训练儿童视觉发育的机会,家长要用心观察和提供"学习"的机会。当儿童自发地玩玩具或摆弄物品时,家长不要过快地介入,先观察,需要时再介入引导儿童玩玩具或摆弄玩具的方法。每次玩玩具或物品时,当儿童选择了感兴趣的玩具,将多余的玩具收起,避免玩具过多呈现在儿童面前,影响注意力的发育。

儿童视觉的良好发育还需保证足够的户外活动时间,户外活动接触阳光,促进眼内多巴胺释放,从而抑制眼轴变长,预防近视过早发生。3~6 岁儿童应每日户外活动 2 小时以上。同时还要注意减少持续近距离用眼,如读书、画画、写字等,20 分钟左右停下来休息一下,可以远眺 5~10 分钟。近距离用眼时,应选择足够亮度、频谱宽、没有屏闪、炫光的台灯,同时打开房间其他灯,保证充足亮度。避免不良读写习惯,不在走路、卧床、晃动的车厢内、光线暗弱或阳光直射等情况下看书、写字、画画。

限制屏幕时间。屏幕时间包括手机、电视、电脑等电子屏幕时间。2 岁以内应做到无屏幕时间。2 岁以上幼儿,屏幕时间累计每天小于 1 小时,年龄越小时间越短,且越少越好。鼓励多进行亲子阅读,养成良好的用眼习惯,预防近视。

2. 丰富的感官体验

人体共有七大感觉系统:视觉、听觉、嗅觉、味觉、触觉、前庭觉、本体觉。这些感觉系统在胎儿期已经存在,儿童出生后,神经系统不断发育完善,适宜的感官体验可促进各感觉器官不断接收身体内外的各种感觉信息,积累感觉经验,发展感知动作,促进感觉统合能力的发展,使人体在日常活动中,可做出符合环境需求的适应性反应,体现在良好的身体控制、社交情绪、动作计划、行为组织和心理调适等。

0~5 岁是儿童发展的重要开端,感官体验活动都应遵循"SAFE"原则。

（1）SAFE——安全：安全是首要原则。大脑的发展需安全且积极的学习经验。安全体现在两方面，一是训练场所的环境安全。给儿童进行感官刺激活动的训练室应有地垫、墙垫及柔软的保护垫，谨防摔倒。二是心理上的安全。活动中多鼓励和赞赏，给予儿童情感上的安全感和信任感。

（2）S——sensory-motor，感知动作：食物为身体发展提供营养，那么儿童发展早期的感知动作经验就是促进大脑发育的脑部营养。儿童感知动作经验越多，在日常生活中学习动作就越容易。因此为儿童提供的训练活动应包含丰富的感觉经验和动作发展的元素。丰富的感觉经验主要是指视觉、听觉、触觉、前庭觉、本体觉经验。动作发展主要是指粗大运动发展和精细动作发展。

（3）A——appropriate，适宜

1）难度适宜：家长在选择感官活动时，不应太易或太难。家长可以不断调整环境设施及活动设计，使感官活动需儿童通过努力方可完成，扩大成功经验，激发内驱力。

2）强度适宜：根据每个儿童感觉反应的类型和特点，设计符合儿童能力的训练活动。活动时要观察儿童的表情、声音、行为状态等，确保儿童处于愉悦的状态。当儿童出现紧张、害怕、疲倦等，应及时休息或调整活动强度，避免过度刺激，引起儿童的反感和逃避。

（4）F——fun，乐趣：活动以兴趣为导向，儿童与家长共同选择活动，家长在把握训练目标的前提下，尽量激发儿童的内在动机去完成训练活动。激发儿童内驱力，吸引儿童投入。在活动中，及时给予儿童鼓励和奖赏，激发儿童的内在动机，积极参与并享受训练活动。

（5）E——easy，简便易操作：一项成功的感官刺激活动并不一定需要昂贵复杂的工具。掌握了训练原则和要素后，日常生活中许多随处可见的物件，如毛巾、床单、不同质地的衣物等都可用来训练。如0~3月龄的宝宝，家长可与宝宝一起进行"跟着音乐做体操"的运动游戏，宝宝躺在床上，四肢自然摆放。家长坐在宝宝身边，与宝宝面对面，一边哼唱儿歌，一边根据音乐节奏给宝宝做被动的肢体活动。这样的活动给予宝宝丰富的视觉、听觉、触觉、本体觉的输入，同

时还活动了宝宝的肢体,增加了与宝宝的亲密互动。

3. 玩出心灵手巧

手的发展对儿童成长相当重要,是儿童用来探索及学习的主要器官。通过双手,儿童可以接触、感知周围的环境和事物,学会操作玩具,到了学龄前期,还可以进行生活自理和学习写画。

(1)0~1岁是儿童手功能发展的"感知期":这个阶段的发展重点在于体验和积累丰富的感知经验。家长可以为儿童提供不同质地、不同形状的玩具,通过亲子互动游戏,让儿童逐渐学会控制自己的上肢,可以建立手眼协调,可以主动伸手抓喜欢的玩具,可以将玩具放入口中探索等。

(2)1~2岁为"探索期":这个阶段发展重点在于将大运动与手部动作整合起来,发展出更加精细的手部操作和双手配合。该阶段的儿童已会独走,精力充沛,喜欢探索四周的事物,经常会行动起来,玩耍不同的物品。这时家长应在保证安全的前提下,给予儿童充足的机会去探索,通过玩耍不同的物品让他们去巩固手指操作技巧,建立运用物品操作的能力。

(3)2~3岁为"巧手期":这个阶段的发展重点在于尝试使用简单工具,在操作中享受成功的成就感。家长可以适当给予儿童运用双手操作工具的机会,如蜡笔、剪刀等。在工具操作中,可以进一步提升手指操作技巧、双手配合、手眼协调及日常用具的操作能力。

(4)3~5岁为"学前准备期":这个阶段儿童已具备基本的手部功能,可以使用双手进行生活自理和学习生活。家长应放手让儿童在日常生活中多运用双手,如解开纽扣、穿脱衣裤、使用筷子吃饭等。还可以让儿童学习操作不同的文具或用具,如剪刀、胶棒、笔等,在日常生活和游戏中为学习做好准备。

4. 促进感知发展的游戏示例

0~1岁

(1)主题:全身抚触。①提供大量的触觉信息输入,促进儿童大脑神经系统发育；②增强免疫力，促进食物消化吸收；③安抚情绪，增进亲子关系。

(2)年龄：1~6 月龄。

(3)游戏准备：柔软、舒适的床铺 / 垫子；光线柔和、安静的房间。

(4)游戏步骤

1)婴儿抚触顺序为头部 - 胸部 - 腹部 - 上肢 - 下肢 - 背部 - 臀部。

2)头部：用两手拇指指腹从眉间向两侧滑动。两手拇指从下颌上逐渐向外上方滑动，使上下唇形成微笑状。一手托头，用另一只手的指腹从前额发际向上、后滑动，至后下发际，并停止于两耳后乳突处，轻轻按压。

3)胸部：两手分别从胸部的外下方(两侧肋下缘)向对侧上方交叉推进，至两侧肩部，在胸部划一个大的交叉，避开婴儿的乳头。

4)腹部：食指、中指依次在婴儿腹部呈顺时针方向画半圆，避开新生儿的脐部。

5)四肢：两手交替抓住婴儿的一侧上肢从腋窝至手腕，从上向下轻轻滑行，边滑行边挤捏。对侧及双下肢的做法相同。

6)手和足：用拇指指腹从婴儿手掌面或脚跟向手指或脚趾方向推进，并抚触每个手指或脚趾。

7)背、臀部：以脊椎为中分线，双手分别放在脊椎两侧，从背部上端开始逐步向下渐至臀部。

(5)注意点：①抚触时婴儿应在温暖环境中，体位舒适，情绪稳定，不能在饥饿或刚吃完奶时抚触；②抚触前须温暖双手，取适量婴儿润肤液，先轻轻抚触，随后逐渐增加压力，以便婴儿适应；③抚触时可放一些柔和的音乐帮助放松。每日 2 次，每次 15 分钟为宜。

1~3 岁

(1)主题：荡秋千。①提供足够的前庭觉信息输入，调节儿童的前庭功能；②强化儿童的姿势控制及躯体稳定性。

(2)年龄：2~3 岁。

(3)游戏准备：住宅区或者游乐场里的秋千。

（4）游戏步骤：①家长辅助宝宝爬到秋千上，坐稳，指导宝宝双手抓紧秋千的吊绳；②体位摆放稳定后，家长手握秋千的吊绳缓慢地前后摇晃，令宝宝保持稳定；③足够稳定后，摇晃方向变成左右及旋转；④摇晃过程中随时观察宝宝的表现，以调整节奏、速度和方向；⑤宝宝也可变换不同的体位如仰卧、俯卧、立位，并重复上述摇晃，令宝宝放松身体。

（5）指导语

"自己尝试爬到秋千上坐稳"（如果能力欠缺，家长给予适当辅助）

"双手抓住两边的吊绳，抓紧"

"现在，秋千摇起来了，坐稳哦"

"自己从秋千上下来吧，站稳哦"（晃过一段时间后）

（6）注意点：①时刻观察宝宝表情与反应，随时调整秋千摇晃的节奏和方向；②如果宝宝害怕坐秋千，家长可以抱着宝宝一起坐到秋千上，直到适应；③成功完成活动后给予适当的鼓励和奖赏。

3~5 岁

（1）主题：跳羊角球。①加强儿童全身协调性及平衡能力；②加强儿童躯体灵活性及敏捷度。

（2）年龄：4~5 岁。

（3）游戏准备：足够大的场地（房间 / 游乐场）、各种障碍物（小球 / 横杆）。

（4）游戏步骤：①指导儿童坐于羊角球上，双手抓住球的两只角，保持稳定向前跳跃；②为了增加难度，可以在向前跳跃的基础上，指导儿童边跳边转圈；③可在地面摆放若干障碍物，规则排列或者不规则散落，令儿童跳跃羊角球的同时越过障碍物。

（5）指导语

"现在，自己坐到球上，双手抓紧羊角"（一开始家长给予示范，让儿童观察明确）

"开始向前跳吧，要跳得高一些哦"

"边跳边转身，跳回来"

"现在我要加大难度了,跳高越过这些障碍物哦,不能碰到它们"(家长在地上散落适量的障碍物)

(6)注意点:①注意安全,提醒儿童双手抓紧羊角;②给予儿童大量观察学习尝试的机会,观察儿童的反应,适时调整难度;③成功完成一项指令后给予适当的鼓励和奖赏。

5. 促进运动发展的游戏示例

0~1 岁

(1) 主题:亲子骑大马。①给予儿童多样化前庭平衡觉输入;②增加儿童躯干肌肉力量;③促进坐位平衡能力发展。

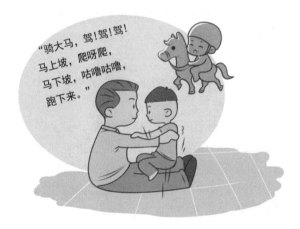

(2)年龄:5~9 月龄。

(3)游戏准备:地垫。

(4)游戏步骤:①照护者坐在地板上,双腿伸直并拢,让宝宝面向照护者坐在腿上,照护者轻轻扶住宝宝的躯干,开始让宝宝随着腿的运动依次做上下、左右、前后活动;同时轻哼"骑大马,驾驾驾,马上坡,爬啊爬,马下坡,咕噜咕噜,跑下来";②当说到"驾驾驾"时,匀速地左右晃动,说到"马上坡"时,大幅度地上下活动,说到"马下坡"时,做前后活动,让宝宝由坐位变成躺在成人腿上;③随着宝宝躯干力量提高,照护者给予的肢体辅助逐渐减少。

（5）指导语:"骑大马,驾驾驾,马上坡,爬啊爬,马下坡,咕噜咕噜,跑下来。"

（6）注意点:①宝宝 5 月龄,头竖稳、腰部稳定性增强后开始;②此训练可以给予宝宝多样化前庭平衡觉输入,促进坐位平衡能力发展;③留意宝宝面部表情,切忌突然快速摆动;根据宝宝反应,调整摆动的幅度和速度;④根据宝宝躯干部肌肉力量,给予适当的肢体辅助;⑤向每一个方向摆动时,必须给予宝宝足够的时间保持身体平衡,避免宝宝跌倒受惊。

1~3 岁

（1）主题:农场捡水果。①强化独自行走的能力,提高步行的稳定性;②加强弯腰拾物姿势转换及手眼协调能力;③强化理解指令与完成任务的能力。

（2）年龄:1~2 岁。

（3）游戏准备:房间地上放置 5~10 种水果各 1 个,地面无其他物品。

（4）游戏步骤:①爸爸将各种水果放置于宝宝前方 1~3m 范围内,分散放置,妈妈站在宝宝身旁;②妈妈手指着前方的苹果说"苹果,宝宝去拿",引导宝宝去拿;③宝宝捡到苹果后转身回来交给妈妈后,照护者称赞"宝宝真棒""给妈妈! "妈妈拿到苹果后,可以做出闻闻或吃的动作,并开心地说"真香""真甜",也可以拿着让宝宝也去闻闻,问宝宝"香不香",拓展游戏的内容;④妈妈手指着前方的香蕉说"看! 香蕉,宝宝去拿",依次类推,直到把所有水果都捡起来。

（5）指导语:"看! 苹果,宝宝拿""宝宝真棒""给妈妈! ""真香! ""真甜!"。

（6）注意点:①宝宝能独自行走后开始;②如果宝宝不能独立蹲位弯腰拾物,爸爸可扶住腰部给予一定的辅助,但要逐渐减少帮助的程度;③水果距离宝宝不宜太远,可将水果的距离设置由近及远,先让宝宝去拿距离近的水果,循序渐进;④在开始活动之前,可先教宝宝认识各种水果,并选择宝宝认识或熟悉的水果练习;⑤清空"农场"周围的物品,防止弯腰时宝宝撞到。

3~5 岁

(1) 主题：螃蟹踢球。①提高肩部稳定性；②提高躯干肌肉力量；③加强空间感知觉能力。

(2) 年龄：3~4 岁。

(3) 游戏准备：户外操场、草地。

(4) 游戏步骤：①家长准备一个足球，准备一个纸箱做球门；②指导儿童上下肢支撑在地上，仰面向上，抬高臀部，扮成螃蟹；③家长将球滚至儿童脚边，儿童将球向前踢；④儿童左右脚轮流踢球。

(5) 指导语："准备好了""接住球，踢进球门"。

(6) 注意点：①游戏时，家长可以先进行示范；②儿童踢球时，可先将球与球门距离拉近至半米处，再逐步增加距离；③当儿童可在球门正前方踢进球后，可将足球放在不同角度，让儿童踢进去，也可以边跑边踢；④踢球的动作尽量让儿童独自完成，爸爸在旁鼓励；⑤爸爸和儿童可以轮流踢球、互相踢球以增加趣味性。

第四节　语言与认知

1. 早期亲子阅读

早期亲子阅读对儿童的成长具有极为重要的作用，能增强婴幼儿对事物和生活的认识，促进认知发展；同时，在早期亲子阅读过程中能加强亲子之间的情感沟通和交流，使婴幼儿获得感官上的享受和情感上的满足；此外，0~3 岁是儿童语言发展最为迅速的时期，早期阅读能丰富词汇，增强儿童的语言理解能力，发展语言技能。早期亲子阅读的基本原则：

(1) 根据儿童的年龄特点选择绘本：例如，0~1 岁儿童可以选择一些硬纸书、塑胶书以及布书。要考虑书的安全性，有的孩子喜欢啃书角，圆弧设计的书角可以避免孩子受伤。1~2 岁儿童选择可以操作的互动书。

（2）培养儿童的阅读兴趣是第一位：在阅读的过程中，家长始终要把儿童的乐趣放在首要位置，不要勉强儿童读书，千万不要让儿童觉得书籍比他/她更重要。

不同年龄段早期阅读的特点和亲子阅读策略：

0~6月龄：3~4月龄的宝宝对颜色鲜艳的图画感兴趣。在听觉方面，新生儿对母亲的声音特别敏感和偏爱。这些都为早期的亲子阅读奠定了基础。这个阶段可以为宝宝准备一些卡片或者布书。如果宝宝愿意可以让其坐在妈妈腿上一起看图片或布书。

6月龄~1岁：宝宝已经能够将图片和图片所代表的实物联系起来，开始关注绘本中的内容，甚至还会翻页。这个阶段家长可以把图片所对应的实物指给宝宝看，也可以为图片配上有趣的声音，比如看到小猫的图片发出"喵喵"的声音。

1~2岁：宝宝已会两三页或一页一页地翻书；喜欢操作交互式书籍中一些特别设计的可以操作的"机关"；对经常阅读的书会表现出喜爱，并拿出书要求成人给自己读；能够分清书的正和倒，会正着拿书；喜欢听象声词多的故事。这个阶段最好选择和宝宝生活经验密切相关的绘本，这样能够帮助其将词语和意义联系起来。父母还可以根据宝宝的照片编一些关于他/她的小故事。

2~3岁：宝宝能坐着听完一本文字较多的故事书，说出书中熟悉的图案名称，能背出故事中的部分情节。父母在为宝宝读绘本时，要用悦耳的嗓音为不同的人物配上不同的声音，将图书中的内容用生动有趣的形式表现出来，也可以把故事说到一半停下来，让宝宝继续说完。

4~5岁：宝宝可以看书中的图案复述故事，听故事的时候会问问题。父母可以在讲故事的过程中，抛出问题让宝宝回答，激发他的思考力、想象力和创造力。

2. 培养宝宝读书的兴趣

美国心理学家陶森博士在他的《怎样做父母》一书中谈及图书

时指出,"爱书和爱读书的基础,是在生命的头五年奠定的。"研究者普遍认为,儿童阅读能力是一个发展的过程,而这个过程从人出生起就应开始培养了。

如何培养宝宝的读书兴趣呢?

(1)创造阅读的家庭氛围:婴幼儿时期宝宝的语言理解能力还在发展,但模仿能力却很强。宝宝阅读兴趣的培养,难以通过说教达到目的,最好还是付诸行动。父母要做好示范,创设一个爱阅读的家庭氛围,久而久之,宝宝自然而然也会爱上阅读。

(2)选择合适的绘本:绘本的选择很重要,因为宝宝是凭借视觉、听觉、触觉等感觉系统来决定自己的偏好。合适的绘本可以唤起宝宝阅读的热情,甚至可以对宝宝的兴趣起决定性的影响。

(3)让早期阅读成为充满快乐的亲子互动时光:在和宝宝一起看书的时候,可以让他/她坐在父母的腿上,这样宝宝和父母能够彼此亲密接触。在轻松愉快的阅读氛围中,让宝宝对书产生兴趣,为其以后的阅读奠定良好的基础。

(4)跟随宝宝的主导,尊重宝宝独特的阅读方式:在阅读过程中,不要强迫宝宝必须从头开始看,也不要要求宝宝该看哪一页。父母要尊重宝宝自己的阅读方式。如果想翻书就让他/她翻书,翻到哪一页就跟他/她说哪一页,愿意看多长时间就让他/她看多长时间。当宝宝选择一本绘本后,父母可以告诉宝宝图片上有什么,给他/她读一些小故事,如果他/她主动拿起书来看,您可以和他/她说说书中的人物、发生的事情,可以把这些人物和事情与宝宝的生活经验联系起来。比如看到书中的动物,可以与宝宝一起说说前几天去动物园看到的动物。这些对话常常与过去和未来的事情相关,是语言输入的绝佳材料。

(5)父母在亲子阅读中善用身体语言:模仿是宝宝学习的主要方式,父母可以将书中的内容用丰富的肢体语言给宝宝表演,宝宝在模仿的过程中更好地理解书中的内容,这个过程能激发其想象力。

成长的过程是点滴积累、循序渐进的,宝宝早期阅读亦是如此。每个宝宝有自己独特的成长特点,细心的父母只要抓住宝宝早期阅读的主要特点适当引导就能培养宝宝的读书兴趣。

3. 读懂宝宝的语言

虽然婴儿天生就具有与人沟通的倾向,但并非生来就掌握语言。婴幼儿的语言是在与照料者来来回回的互动交流中习得的。

读懂宝宝语言的原则:

(1)观察和敏感地回应宝宝不同发展阶段独特的语言:宝宝在学习说话之前就可以与他人进行沟通了,他们通过拥抱、眼神接触、微笑、发声和手势来表达自己的意图,照料者读懂这些沟通信号后给予及时的回应。儿童使用口语后,会更倾向于用词语来表达他们的需要、愿望、想法以及情感。除此之外,他们还将学会享受语言本身带来的乐趣,运用单词、词组和句子进行游戏。成人对儿童运用语言作出回应互动,更能拓展儿童语言理解能力和表达能力的发展。

(2)创设"优质"的互动时间:儿童的语言能力不可能一蹴而就,它是随着与照养者每天的社会互动中逐渐发展起来的。因此,每天保证"优质"的互动时间非常重要。

不同年龄段宝宝语言发展特点和亲子互动策略:

0~3 月龄:宝宝能识别妈妈的声音,如果在哭泣时听到妈妈的声音便会安静下来;还会发出有趣的声音,经常重复某些声音(比如咕咕叫);面对不同需求,会发出不同的哭声。照护者要细心观察婴儿不同的哭声,分辨发现其不同的需求,并予以及时回应。

4~6 月龄:宝宝对不同语调(大声的或温柔的)做出不同的反应;通过声音或手势要求重复某些事情;会用语音或非哭声来吸引并保持父母的关注。父母细心观察孩子不同的语调、语音,解读宝宝的暗示,并以他 / 她喜欢的感觉方式与他 / 她互动。同时还要跟随宝宝的方式进行互动,不要勉强宝宝照着自己预设的某种行为去做。比如躲猫猫游戏,大多时候宝宝会扯下丝巾,对您咧嘴大笑,有时又像失去了兴趣,吮吸自己的大拇指,左顾右盼,然后几秒钟后又重新回来与您继续互动。这时照护者要跟随宝宝的步伐,看懂他 / 她的互动方式。如果想休息就让他 / 她休息一下,同时也要留意宝宝回避的时间,尽量延长互动的时间。

7~12 月龄:宝宝用不同的语音来吸引并保持父母的关注,会模仿不同的语音和动作。能通过动作或发出不同的语音,开启有目的的互动。照顾者要学会解读宝宝的肢体语言,并敏感地给予回应。每个宝宝都有自己的一套肢体语言。有的宝宝能通过夸张的肢体语言清楚地传达信息。比如咧嘴大笑表示开心、感兴趣;皱起眉头、嘴唇发抖、大声哭泣,甚至还伴随着拳打脚踢和喊叫声表示生气了,照护者能很容易猜测宝宝的意图和情感。而有的宝宝则较为"含蓄",当高兴时只是嘴角上扬;当想让照护者抱时,可能不会看着您伸出手,而是小声地"哼哼"。对于这类"含蓄"宝宝,照护者则要花时间更细致地观察,了解其特有的肢体语言,然后敏感回应。

1~2 岁:宝宝能依从简单的指令,理解一些简单的问题。可以主动用单词或词组进行表达,能使用 1~2 个词的问句,比如"小猫在哪里?"照护者在理解宝宝意图的基础上,完整地说出宝宝想要表达的意思。在这个阶段,虽然很多情况下能够理解宝宝说话的意思,但是宝宝还不能用语言完整地表达自己的意思,在说话时用到很多手势和发音。所以父母要把宝宝想表达的意思用完整的语言告诉他 / 她,这有助于其语言发育。比如,当宝宝看着操场上小朋友在踢球,开心地说"哥哥,球"时,您可以说"是的,好多哥哥在踢球。"

2~3 岁:宝宝能够执行两个要求组合起来的指令,比如"把那个球捡回来放在桌上"。大多时候宝宝说的话基本也能够被理解。照护者要帮助宝宝学会用语言和姿势表达情绪,每天抽出时间与宝宝"闲聊"。在闲聊中,照护者首先要注意围绕宝宝的兴趣点,让宝宝尽情地表达自己的想法。然后,逐渐扩展谈话的内容,除了谈论宝宝自己的事情,也可以谈论其他人的事情;谈论行为的原因以及他们的感觉和心情。闲聊时,照护者尽可能多地使用丰富的语言、各种各样的句型结构与宝宝交流。

3~4 岁:宝宝在没有成人指导的情况下,会与两三个宝宝一起玩耍,主动与小伙伴交谈,交换玩具。当小伙伴受伤或不开心的时候,会用言语(或加上行动)去安慰。照护者可以围绕生活中的事物,与宝宝展开有趣的讨论。在讨论中,不要简单地告诉宝宝应该做什么,不应该做什么,而是要解释这么做的原因。在讨论中,要给宝宝充足的时间,让其表达自己的观点。当宝宝不知道如何表达时,照护者可以用"什么时候""什么地方""什么人""怎么办""为什么"等开放性的问题提示,引导宝宝思考及表达。

4. 教给宝宝解决问题的方法

儿童发展心理学家经过研究发现,从小有机会解决问题的孩子不仅更自信,做事情的自主意愿也更强,并且思维更开阔,善于从多个方面思考,以便更好地解决问题,这些孩子无论在学习还是未来的工作上,都比那些从小依赖父母的孩子更有优越性。

(1)提供解决问题的机会:在生活中,很多时候家长因为求快、求方便,很多本该属于宝宝的事情就顺手帮宝宝做了。比如,起床时帮宝宝穿衣穿鞋;吃饭的时候给宝宝喂饭;上学时帮宝宝整理书包、清理书桌……家长过度保护宝宝,帮他/她做太多,会剥夺宝宝许多学习的机会,也剥夺宝宝锻炼自己解决问题的机会。建议家长不要包办代替,把选择权给宝宝,尊重宝宝的选择,不要经常替宝宝做决定。

(2)引导宝宝发现问题:在生活中,家长首先要引导宝宝结合自己已有的生活经验去观察与发现问题,这是提升宝宝解决问题的起点。比如,宝宝吃饭的时候把饭菜洒在桌子上了,家长不要立即把饭菜擦掉,而是引导宝宝观察到存在的问题:"饭菜洒在桌子上了,怎么办呢?"

(3)指导宝宝分析问题和解决问题:宝宝发现问题后,家长要引领宝宝寻找问题的原因,进入有序梳理问题关键信息的环节,以进一步分析原因和找到解决问题的方法。比如,当宝宝不小心把杯子打破摔在地上,不要先责怪宝宝,而是引导宝宝想一想:"为什么杯子会打破呢?""怎样才能让杯子不打破?""打破之后怎么办呢?"然后引导宝宝去实践自己想出来的解决方法。

（4）给予鼓励和赞赏：当宝宝第一次面对陌生的环境或新的挑战时，总会存在一定的畏惧心理，这很正常，父母要及时给予鼓励和适当的示范，鼓励宝宝克服困难，自己解决问题。宝宝独自解决问题后，家长要给予及时的赞赏。

5. 促进语言发展的游戏示例

0~1 岁

（1）主题：我的动作会说话。

1）使用肢体动作、手势表达自己的意图。

2）发展模仿能力。

3）发展双向沟通能力。

（2）年龄：9~12 月龄。

（3）游戏准备：一个碗里装着苹果片、另一个碗里装着几瓣橘子。

（4）游戏步骤

1）妈妈跟宝宝面对面坐在小餐椅前，妈妈拿出装有苹果片和橘子的小碗，跟宝宝说："我们来吃水果喽。"

2）妈妈一只手拿一个苹果片，另一只手拿一瓣橘子问宝宝："宝宝要吃哪一个呢？"宝宝伸手要去抓苹果片时，妈妈可以示范指着苹果片说"要"。引导宝宝用手指去指表示"要"。如果宝宝能模仿用手指去指时，妈妈及时地把苹果片给宝宝。

3）妈妈再拿一个宝宝不喜欢吃的橘子给他 / 她，宝宝可能扭过身子。妈妈示范摇手说"不要"。当宝宝模仿摇手时，妈妈立即把橘子收回来说"不要，拿走了。"

4）当苹果片全部吃完时，把空碗给宝宝看，然后示范两手一摊说"没有喽，吃完喽。"

5）练习多次之后，宝宝就可以逐渐独自使用这些肢体动作手势表示自己的意图。

（5）注意点

1）可以运用在生活中的各个场景中，比如吃饭、洗澡等。

2）如果宝宝没有模仿出妈妈的动作，也不要着急，多在情景中示范即可。

1~3 岁

(1)主题:看一看,指一指,说一说。

1)增加词汇量,发展语言理解能力。

2)发展语言表达能力。

3)培养参与亲子阅读的兴趣,养成阅读习惯。

(2)年龄:1~2 岁。

(3)游戏准备:适宜的绘本。

(4)游戏步骤

1)家长和宝宝很舒适地坐在一起阅读熟悉的绘本。家长关注宝宝的眼睛,如果他/她看着您读那页的某个物品时,暂停一下,描述那个物品。比如"你看到一个大大的红色的气球。"

2)继续读绘本,邀请宝宝参与到阅读中,比如"这里有一只小老鼠,你能指出来小老鼠在哪里吗?""这里有好多漂亮的裙子,哪条是绿色的呢?"同时鼓励宝宝重复您说的词语。

3)在愉悦地阅读过程中也可以提一些简单的问题,比如"他们要去哪里呀""谁和他们一起去?"等,与宝宝一起讨论绘本中的故事。

(5)注意点

1)在亲子阅读中,不要一直去"考问"宝宝,而是要根据宝宝的兴趣和发展水平,适宜地提问,引发宝宝的思考和表达。

2)可以引导宝宝来提问,家长通过回答宝宝的问题来拓展其思维。

3~5 岁

(1)主题:一起说童谣。

1)发展语言表达完整性和流畅性。

2)感受童谣节奏和韵律。

3)发展记忆能力。

(2)年龄:3~3.5 岁。

(3)游戏准备:宝宝情绪饱满时。

(4)游戏步骤

1)家长一边有节奏地念儿歌,一边做动作,"小花猫喵喵叫,小白兔蹦蹦跳,小黑狗汪汪叫,小乌龟慢慢爬"。

2)鼓励宝宝一边做动作一边背诵童谣。如果宝宝忘记了,家长可以用动作提示宝宝。

3)重复几次,宝宝就能完整地背诵了。当宝宝背诵时,家长可以按照其背诵的歌词做动作,增加趣味性。

(5)注意点

1)让孩子重复简短的、简单的童谣。起初可能只能蹦出几个类似音的词,但一段时间后宝宝将学会整首童谣。

2)变化童谣或添加童谣歌词,也可以边说边拍节拍。

6. 促进认知发展的游戏示例

0~1岁

(1)主题:认识小小手。

1)认识身体部位。

2)理解身体部位的名称。

3)发展双向沟通能力。

(2)年龄:9~12月龄。

(3)游戏准备:宝宝情绪饱满时。

(4)游戏步骤

1)家长与宝宝面对面坐着,轻轻举起宝宝的小手说"小手,我的小手。"然后家长亲亲宝宝的小手说"小手好香啊!"

2)几次之后,家长问宝宝"小手呢?"如果宝宝自己举起小手,家长赶快亲一亲说"对了,这是小手。"

(5)注意点

1)家长说到"手"这个词时,语气要加重。

2)可以用这种方法,让宝宝认识其他的身体部位。

1~3岁

(1)主题:我爱吃香蕉。

1）认识物品的名称及其图片。

2）发展动作模仿能力。

3）理解形容词,甜甜的,软软的,黏黏的。

（2）年龄:1~1.5 岁。

（3）游戏准备:香蕉,香蕉的图片。

（4）游戏步骤

1）家长拿出香蕉,问宝宝"这是什么？"如果宝宝回答香蕉,表扬宝宝"真棒"。宝宝没有回答,妈妈说"这是香蕉"。

2）家长剥香蕉,鼓励宝宝模仿剥香蕉的动作。妈妈一边剥一边说"剥香蕉皮"。

3）家长和宝宝一起吃香蕉。家长一边吃一边描述"香蕉甜甜的,软软的,真好吃。"

4）最后拿出香蕉的图片跟宝宝说"这也是香蕉"。

（5）注意点

1）可以运用此类方法认识其他水果或物品以及其特征。

2）家长在使用语言描述的过程中,要注意符合宝宝的理解能力,适当搭配表情和动作,帮助宝宝理解。

3~5 岁

（1）主题:一人一个。

1）认识对应关系。

2）发展数量概念。

3）熟悉数量词。

（2）年龄:4~4.5 岁。

（3）游戏准备:足够的餐巾纸、勺子和食物。

（4）游戏步骤

1）家长引导宝宝帮忙布置餐桌,示范如何把一张餐巾纸放在一个盘子旁边。

2）给宝宝足够的餐巾纸让他 / 她一个盘子旁放一张。家长描述他 / 她在做什么"一张给爸爸、一张给妈妈、一张给宝宝。"

3）如果宝宝没有足够的餐巾纸一个盘子旁放一张时,帮助他 /

她找到多放了一张的盘子,向他/她解释发生了什么事,给予鼓励"这个盘子旁边有两张餐巾纸。你能把它放在最后一个盘子旁吗?这样每个人都有一张餐巾纸。"最后感谢宝宝帮您布置餐桌。

(5)注意点

1)在做了几次这个活动之后,尝试让宝宝数一数餐桌上餐巾纸和盘子的数量。这可以帮助宝宝熟悉数量词。

2)如果遇到餐巾纸或其他用品不够时,家长不要急于帮助宝宝解决问题,可以鼓励宝宝尝试自己解决问题。

第五节　社交、情绪与自理

1. 教会宝宝社交的技能

很多父母以为,培养宝宝的社会交往能力,只要把宝宝带到人多的地方,鼓励他/她和其他小朋友一起玩就行了。如果宝宝没有和小朋友在一起玩,就觉得宝宝没有发展社会交往能力。其实宝宝从出生那天起,就开始发展他/她的社会交往能力了。而父母养育宝宝的整个过程,都是在培养他/她的社会交往能力。不同年龄段社交能力特点及引导策略如下:

0~6月龄:喜欢看人的脸和眼睛,喜欢听人的声音,寻找声音的来源,分辨声音的语气(生气的、友好的),对照护者能够微笑,跟随照护者的眼神注视之处,开始区分陌生人和熟人,面对不同的人会做出不同的反应。照护者要观察宝宝究竟在关注什么,并以此作为互动的媒介。多做能够让宝宝预测父母下一步行动的游戏(如躲猫猫),这也是互动交流的最初形式。

6~12月龄:开始用手势提出要求和指示,喜欢玩简单的互动游戏,比如躲猫猫。能够在一定的语境中理解更多的名称以及口头要求(比如"还想要吗")。能够有意识地发音吸引别人的注意力,会在大人和他／她说话时，经常发出声音回应。此时父母要和宝宝继续玩互动游戏，刚开始由父母全权负责游戏的进度、角色的转换，但没过多久宝宝就能够在反复的游戏中学到如何配合，从而成为游戏中的平等合作者。照护者在互动时要大量使用肢体语言，比如一边说倒牛奶，一边做倒牛奶的动作。

1~2 岁：能使用单字表示意图和获得关注，能参与较少次数的言语轮流，展现简单的话题控制能力，开始会使用人称代词（你、我、他／她）。照护者在和宝宝一起玩的时候，不要总是对他／她提问，不要指挥他／她，而是解释或者评论他／她感兴趣的事物，并且说出他／她想表达的意思。

2~3 岁：能够参与较短的对话、言语介绍以及改变话题；能够表达情绪；开始用想象的方式，使用语言说出自己的经历；开始描述细节来加强听者的理解，会使用一些礼貌性的用语。与其他幼儿一起进行类似的活动时，会观察和模仿对方，并简单交谈。父母应每天抽出时间与宝宝"闲聊"。在闲聊中，父母首先要注意围绕宝宝的兴趣点，让宝宝尽情地表达自己的想法。鼓励幼儿与同龄的小伙伴或兄弟姐妹一起玩耍。

3~4 岁：对熟悉成人的社交性接触做出适宜的回应。在没有成人指导的情况下，会与两三个幼儿一起玩耍，主动与小伙伴交谈，交换玩具。能够参与较长的对话，恰当的角色扮演，开始理解和说笑话，用语言表达幻想。父母与幼儿一起共同创编假想游戏，为幼儿提供丰富的游戏材料，一起讨论剧情，剧情要前后关联、合乎逻辑。父母也可以给游戏提一些建议，使游戏更加有趣。但要注意的是，千万不能取代幼儿在游戏中的"主导"位置。

2. 应对孩子的坏脾气

所有人都有情绪和感受，无论是成年人还是孩子，都有表达自己情绪和感受的方法。但这并不意味着父母应当容忍孩子打人、大喊大叫或破坏物品等伤害自己、伤害他人、破坏物品的行为。

（1）孩子发脾气时，先让自己平静下来：孩子发脾气时，父母经常会火冒三丈、情绪激动。但这并不能很好地解决问题,反而会激化矛盾。所以花点时间做深呼吸,使自己平静下来。心理学研究显示,专注、平静的情绪有助于大脑的"整合"。也就是说,大脑会重新连接,尽情的思考和寻找真正解决方案的能力才会恢复。只有自己先冷静下来,才能帮助孩子冷静下来,才能想出更好的办法。因此,要尽一切可能保持和谐,温柔而坚定。

(2)保证孩子安全,防止受伤:将孩子带到一个更安全的地方,以免孩子伤害到自己。如果是公共场所,可以带到一个僻静的角落,将孩子可能会破坏的物品转移到够不着的地方。

(3)不要总想着阻止孩子发脾气,或用奖励来哄劝孩子:如果孩子一发脾气,家长就满足要求,会使他/她错误地认为发脾气是达到目的的一个好办法。要知道,孩子发脾气是可以的,但向孩子的要求让步只会导致孩子更经常地发脾气。

(4)积极地倾听,说出孩子的感受:比如,孩子拿不到柜子上的饼干而倒地哭闹时,父母可以说"你拿不到柜子上的饼干,很难过。"这样可以帮助孩子理解自己的感受。说出这些感受的名称,帮助孩子将来识别感受。一旦孩子的感受被说出来了,他/她会觉得被认可被理解,通常会感觉好一些,并且更愿意寻找解决方案。

(5)等孩子平静下来,再讨论刚才发生的事:给孩子一段平静的时间,使其冷静下来,然后平静地谈一谈刚才发生的事情,并且向孩子说明,尽管他/她的行为可能不恰当,但是父母依然很爱他/她。

(6)重新建立情感连接:发脾气之后往往会哭、抽泣,一个无声安慰的拥抱可以帮助父母和孩子重新建立情感的连接。

(7)引导孩子做出弥补:当您和孩子都平静下来,造成的损失都应该得到处理。比如,把撕碎的纸片收拾起来扔掉、把靠枕放回原位、把撕坏的书修补起来等。当然要根据孩子的能力水平,让其做力所能及的事情。比如,修补书可能有点费劲,但是可以让其挤胶水或者贴上胶带。这样能够帮助他/她再次找到自我控制感,并以一种实际行动了解如何做出弥补。

(8)在孩子情绪稳定时,为孩子提供表达自己感受的恰当方式:

比如,说出感受、画出自己的感受、用玩偶来表达愤怒等。

3. 放手让孩子自己来

在生活中,很多家长对孩子的生活大包大揽:全程给孩子喂饭,一出门就抱,帮助孩子穿衣服、穿鞋子,帮助孩子整理书包、清理书桌,帮助孩子做选择、做决定。这种包办代替、过度保护,剥夺了孩子许多学习的机会,破坏了孩子的内在动机。儿童时期是各方面能力的发展初期,家长要学会放手,在日常生活中给予机会让孩子得到锻炼。虽然一开始孩子可能会"做不好",但是在不断的练习中,孩子会越做越好,不仅锻炼了能力,培养了自信心,关键还让孩子树立了"对自己事情负责"的观念。

(1)依据孩子的生理和心理发育特点,引导孩子锻炼自理能力:1~2岁可以学习自己丢垃圾、把玩具归位、自己拿杯子喝水、开始拿勺子吃饭。3~4岁练习梳头发、学习洗手、自己穿衣服。5~6岁学习叠衣服、拧毛巾、整理书桌、洗碗。

(2)教会孩子基本的生活自理方法和技能:在生活中,为孩子的生活自理创造必要合理的条件。比如,为孩子准备小马桶、玩具收纳箱、高度合适的书柜……生活自理的技能不是天生就会的,而是后天学来的。没有哪个人天生就会用勺子吃饭,就会穿好衣服。家长要有耐心,循序渐进地教导孩子掌握这些技能。

(3)持之以恒,反复练习:当家长理解了所有的技能都需要训练时,就可以把孩子看作一个具有无限潜能的初学者,而不是一个笨手笨脚的小负担。脑科学研究表明,重复练习会增强大脑内部的连接,可以直接应用于孩子技能的发展。孩子第一次尝试穿衣服,不能完美地把手伸进袖子里,需要经常重复这个动作才能做到熟练。当孩子学会控制自己胳膊和手指动作的同时,大脑也在建立新的连接。心理学研究显示,知识和经验是紧密相连、相辅相成的,当您一步一步教孩子掌握各种技能,并提供大量练习机会,就能培养出一个有能力、自信的孩子。

4. 促进社交、情绪的游戏示例

0~1 岁

(1) 主题：躲猫猫。

1) 对成人的脸有期待或有好奇的表现。

2) 运用动作、声音、表情回应成人或者主动发起沟通。

3) 锻炼主动抓握意识及手眼协调能力。

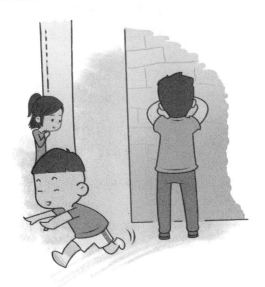

(2) 年龄：4~6 月龄。

(3) 游戏准备：小毛巾一块。

(4) 游戏步骤

1) 妈妈拿一块毛巾，盖在宝宝的脸上，问"宝宝在哪里？"然后掀开毛巾"发现"他，同时配上夸张的表情和夸张的声音："喵"，吸引宝宝的注意。

2) 几次之后，鼓励宝宝自己用手把毛巾扯开，妈妈做出夸张的表情，发出夸张的声音："喵"，吸引宝宝看到妈妈。

3) 等宝宝熟悉了游戏，乐于参与游戏时，妈妈可以在下一轮游戏开始之前等一等,如果宝宝主动看着妈妈或发出声音或探出头表示"再来一次"时,妈妈再开始。

4)还可以做一些变化,比如把毛巾盖在妈妈自己的头上,期待宝宝把毛巾掀开找到妈妈。

(5)注意点

1)宝宝主动看着妈妈或发出声音或探出头等,可能都是宝宝主动沟通的方式,妈妈看到后需及时地回应。

2)游戏中要给予宝宝用动作、声音或表情回应成人或主动发起沟通的机会,妈妈在下一次开始之前须停顿等待。

1~3 岁

(1)主题:好吃的送给大家吃。

1)体验分享的快乐。

2)理解他人的非口语式沟通。

3)理解言语沟通。

(2)年龄:1.5~2 岁。

(3)游戏准备:一盘水果沙拉,一把小勺子。

(4)游戏步骤

1)全家人一起围坐在小桌子前,桌上摆一盘水果沙拉。

2)妈妈说"我们一起来吃水果沙拉吧"。宝宝吃了两口后,妈妈摸着肚子说:"我也想吃"。鼓励宝宝舀一块水果喂给妈妈吃。然后妈妈夸张地咀嚼说"啊呜,啊呜,真好吃,谢谢宝宝。"

3)爸爸对着宝宝张开嘴巴,指一指自己的嘴巴,表示也想吃。引导宝宝看懂爸爸的非语言沟通方式,然后喂给爸爸吃。爸爸及时地感谢宝宝"谢谢宝贝儿。"

(5)注意点

1)家长可以利用丰富的面部表情和肢体动作与宝宝沟通。

2)随着宝宝能力的增强,也可以增加一点变化。比如当宝宝准备给爸爸吃香蕉时,爸爸摇摇头,说"我想吃苹果",然后等待孩子的反应。

3~5 岁

(1)主题:生气了,怎么办?

1）认知"生气"的情绪,知道这是一种正常的情绪体验。

2）学习尝试多种方法进行自我调节。

3）学会管理情绪,经常保持积极的情绪。

(2)年龄:4~5 岁。

(3)游戏准备:绘本《菲菲生气了》。

(4)游戏步骤

1）家长和宝宝一起亲子阅读绘本《菲菲生气了》,讨论"菲菲怎么了？"观察菲菲生气的样子,讨论菲菲生气的原因。

2）联系宝宝的生活,讨论"宝宝是怎么生气的？""宝宝什么时候会生气？""宝宝为什么生气？""生气了会做什么事情呢？"……

3）和宝宝讨论使自己不生气的办法,提问"你有没有什么好的方法,能让生气的人变得开心起来呢？"比如:深呼吸、唱歌、和别人聊天等。

(5)注意点

1）讨论时,家长积极倾听宝宝的想法,不要急于评论和纠正宝宝。

2）知道如何调节情绪的方法,不代表宝宝立即就会运用。在日常生活中,需要家长引导宝宝多加练习。

5. 促进自理能力的游戏示例

0~1 岁

(1) 主题:能干的小小手。

1）发展自己用手喂食的自理能力。

2）发展咀嚼能力。

3）发展手口眼协调能力。

(2)年龄:7~9 月龄。

(3)游戏准备:小餐桌、小餐椅、盘子、小点心(苹果片、小饼干等)。

(4)游戏步骤

1）宝宝坐在小餐椅上,在小餐桌上摆上装有小点心的盘子。

2）家长先从盘子里拿起点心放进自己嘴里,夸张地咀嚼说"啊呜啊呜,真好吃啊！"鼓励宝宝自己从盘子里拿点心放嘴里吃,并有咀嚼的动作。

(5) 注意点

1) 鼓励宝宝自己动手拿点心吃。如果宝宝一开始没有主动从盘子里拿点心,家长可以把点心放到宝宝手中,鼓励宝宝先自己放入口中进食。

2) 注意安全,吃的时候家长一定要在旁边,不要逗宝宝笑,以免食物卡住。

1~3 岁

(1) 主题:小鞋子,我来啦。

1) 练习自己穿鞋。

2) 锻炼自理能力。

3) 锻炼手眼协调能力。

(2) 年龄:2~2.5 岁。

(3) 游戏准备:鞋子。

(4) 游戏步骤

1) 家长对宝宝说"出门了,我们要穿鞋哦!"家长示范动作,把宝宝一只脚伸进鞋子里,然后用手提起后跟,最后搭上搭扣。

2) 鼓励宝宝模仿家长的动作,自己穿上另一只鞋子。如果宝宝过程中遇到困难,妈妈可以稍稍辅助一下。

3) 宝宝穿上鞋子后,表扬宝宝"宝宝自己穿上鞋子啦,真能干!"

(5) 注意点

1) 每次出门都是练习的机会,让宝宝多多练习。

2) 多鼓励,不批评指责。

3) 这个月龄的宝宝分清左右有点困难,家长可以事先帮其摆好鞋子;或者用一张大的贴纸沿中线剪成两半,各贴在宝宝的鞋子上,作为视觉提示。

附儿歌:

> 穿鞋歌
> 小鞋子,真可爱,
> 伸进小脚,提后跟,
> 搭上搭扣美滋滋!

3~5 岁

(1)主题:我为大家来服务。

1)发展自理能力,提高自我服务意识。

2)通过布置餐具分发食品,提高服务他人的意识。

3)增强自信心。

(2)年龄:4~5 岁。

(3)游戏准备:碗、勺子、筷子。

(4)游戏步骤

1)妈妈拿出碗、勺子和筷子,对宝宝说"宝宝,马上要吃饭了,请你和妈妈一起布置餐桌好吗?"引导宝宝分餐具。

2)指导宝宝自己盛汤,选择哪种食物放在碗里,指导其拿多少。

3)鼓励宝宝开始时少拿一点,吃完再去拿。

(5)注意点

1)鼓励宝宝自己的事情自己做。

2)一开始宝宝可能会出现各种状况,如把食物掉地上了、把汤洒了等,家长不要批评指责,这是宝宝提高能力的必经之路。

第七章　常见问题与疾病

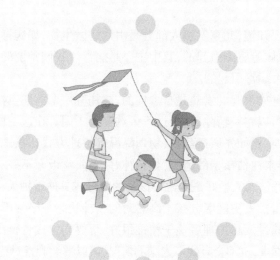

第一节　儿童期常见问题

1. 孩子高热，做好发热护理比着急去医院更重要

高热是指腋下体温高于 39℃，一般意义上说温度越高，病情越重，所以很多父母担心孩子会不会是得了很严重的疾病，有的家长也会问这么高的体温，大脑会不会烧坏？

那么高热会不会很严重？大脑会不会烧坏？家长又应该怎么做呢？

首先要知道，儿童发热大部分是由致病微生物，如病毒、细菌、支原体、衣原体等感染引起的，其中主要是病毒。我们常说的感冒发热大多都是由病毒引起的。

病毒感染引起的发热是自愈性的，往往有一个周期，身体通过免疫系统就可以将其清除，这个过程大约需要 1 周。在这一周，对症治疗非常重要，比如先通过药物、物理降温等护理方式让孩子没那么难受，然后再来评估孩子的情况，如精神好不好、吃饭好不好、大小便好不好等。评估的人最好是经常带孩子的父母或其他看护人，因为经常带孩子的看护人更能区分孩子高热时的精神状态与平常不一样的地方。如果通过发热护理后孩子精神很好，玩耍同常或者轻微受影响，说明病情不重，也不会有烧坏大脑的情况，可以继续观察对症治疗。

还有一些特别的孩子有过"高热惊厥"史，一发热父母就特别紧张，这时候作为孩子的父母更应该知道不要着急去医院，第一时间口服退热药更重要。如果没有第一时间进行降温处理，很有可能在去医院的路上因为持续高热而引发惊厥的现象。因此做好发热护理比着急去医院更重要。父母需要掌握哪些发热护理的要点呢？

首先要确认发热的程度，超过 39℃ 就是高热。高热和普通的发热不同，建议先用口服退热剂降温处理。儿童常用的口服退热剂有对乙酰氨基酚和布洛芬，这两种选一种就可以，注意 24 小时内应用同一种退热剂不要超过 4 次。

其次，发热后也要做好相应的护理工作，特别是发热后大量水分丢失，能量消耗，如果不及时补充水分，很有可能出现脱水现象。因此发热后要适当补充水分及相应能量，可以做一些清淡易吸收、孩子平时比较爱吃的食物。

2. 感冒药不乱用——区分感冒和鼻炎

孩子一旦出现打喷嚏、鼻塞、流鼻涕症状，很多家长都认为是感冒，开始用感冒药。其实有这些症状的还有一种情况，就是鼻炎。而且随着生活方式的改变、外环境的改变，孩子鼻炎的发病率越来越高。很多孩子的鼻炎都在不知不觉地被当成感冒治疗。

感冒和鼻炎如何区分呢？

前面已经提到，感冒大部分是由病毒感染引起的。如果家里人得了感冒或者孩子接触到了感冒的患者就很容易被传染。被传染后孩子会出现咳嗽、鼻塞、流鼻涕、咽痛及发热等症状，症状常常持续一周后自愈。而鼻炎可以是病毒、细菌引起，但现在更多见的是由螨虫、霉菌以及花粉等过敏原引起。通常表现为打喷嚏、流鼻涕、鼻塞、鼻痒这四大症状，可伴有结膜充血、咽痒等症状，有反复发作的特点，而且持续时间长，有的可达数月之久，一般不发热。

可见，感冒和鼻炎的引发因素不同，感冒的孩子往往都有与感冒患者的接触史或者受凉史，而鼻炎的孩子大部分会有过敏原的接触史；感冒和鼻炎的症状不尽相同；感冒和鼻炎症状持续的时间不同，感冒一般一周，超过一周就要考虑是不是鼻炎了；感冒和鼻炎的伴发症状不同：过敏性鼻炎往往伴有咽痒、结膜充血现象。从发病季节来看，感冒往往在冬春季比较常见，而鼻炎可全年出现，也可与花粉期同时出现，呈现季节性发病的特点。

除了以上不同，还有化验指标不同，临床专科查体不同等。因此切不可把鼻炎当感冒，有鼻塞、流涕就乱吃感冒药。

3. 止咳药不乱用——孩子咳嗽病因多

咳嗽是儿科最常见的一种症状，也是人体清除异物、清除痰液的一种保护性措施。但严重的咳嗽往往会影响孩子休息及日常生活，有的父母只要孩子一咳嗽就把中药、西药不分止咳还是化痰药一起吃，想赶紧把咳嗽"镇住"。要知道咳嗽只是一个症状，从根本上解决咳嗽问题还要针对病因治疗。

儿童感染引起的咳嗽比较常见，主要以抗感染治疗为主，化痰为辅，盲目地用镇咳药，不但对缓解孩子病情没有好处，反而会因为有痰咳不出来而使病情迁延加重。儿童常见化痰药有氨溴索、氨溴特罗等。

有的孩子咳嗽总是不好，干咳为主，有时伴有喘息症状，应用雾化治疗后症状就缓解，停药后又反复，这种长期、反复发作的咳嗽有可能是"支气管哮喘"，而儿童哮喘大部分是由过敏原引起的，这个时候就要回避过敏原，规范应用吸入性糖皮质激素抗炎治疗。

还有的孩子晨起和夜间咳嗽明显，尤其是睡前一平躺就咳嗽，如果同时伴有鼻塞、流涕等症状就要考虑是"鼻炎"引发的咳嗽，有的家长问"鼻炎也可以引起咳嗽？"是的，鼻炎的孩子有时候受体位变化的影响，会出现鼻涕倒流的现象，倒流的鼻涕刺激咽喉部就会引起咳嗽，因此，如果咳嗽的孩子有严重的鼻炎，一定要治疗鼻炎，这样才能从根本上解决咳嗽的问题。

有的咳嗽还有比较明显特点，如发出"空空"声的咳嗽，类似小狗叫，伴有声音嘶哑，嗓子里感觉有口痰咳不出来，这一般是喉炎的表现，治疗上往往需要吸入激素的雾化治疗。

咳嗽发憋，声音类似"大雁"的叫声，夜间症状明显，这一般是百日咳的表现。通过计划免疫接种百日咳疫苗后，这种咳嗽已经很少见了。

通过抗感染、抗炎治疗大部分咳嗽症状可以缓解，但也有不尽如人意的时候，这时候要考虑最近孩子有没有吸入异物的可能，有没有心因性咳嗽或气道血管畸形的可能，需要到医院就诊进行诊断和治疗。

4. 腹泻的常见原因及家庭护理策略

腹泻是儿童常见的病症。腹泻的原因多种多样,总的来分可由感染和非感染两种因素引起。

感染因素中病毒和细菌是主要因素,也可由真菌、寄生虫等感染引起。引起腹泻的常见病毒有轮状病毒,因其在秋末冬初高发,也叫"秋季腹泻";还有诺如病毒,在幼儿园、小学很容易引起聚集性发病。细菌感染在夏季温度较高时比较多见,常见的是大肠埃希菌、空肠弯曲菌等,其大便可见黏液,部分严重的可见血便现象。

非感染因素包括饮食因素和气候因素。饮食不当,辅食添加过快,过早添加果汁、富含纤维的食物以及突然改变饮食种类都可能诱发腹泻。还有的孩子腹泻反复不好有可能是牛奶蛋白过敏或乳糖不耐受引起。如果孩子肚子着凉了,也会刺激肠蠕动,出现腹泻症状。

如果孩子腹泻了,爸爸妈妈需要注意哪些事情呢?

首先是辨别腹泻的轻重,如果孩子腹泻,但是精神状态好,尿不少,无发热、剧烈腹痛、无便血等症状,可以在家继续观察。在家需要做的是:①调整饮食,尽量选择清淡、易消化的食物,如米粉、米汤、小米粥等,避免刺激、不易消化的食物;②多喝水,这时候一定不要吝惜喝水,家里常备口服补液盐,腹泻时可按照说明兑水给孩子喝,预防脱水情况的出现;③保持孩子小屁屁的干燥,腹泻的时候很容易让小屁屁出现发红,甚至皮肤破损、渗血现象,这时候要勤换纸尿裤,并用护臀霜做一些臀部护理;④感染性腹泻往往都有传染性,家里要做好消毒工作,腹泻的孩子要有自己的餐具,并定期进行消毒,可以用沸水、蒸汽消毒,也可用紫外线消毒;⑤病情不重也可以用外敷肚脐的中药贴剂,能起到缓解腹泻的作用,还可以缓解腹泻引起的腹痛症状,但中药贴剂并不适用所有孩子,有的孩子一贴就皮肤发红,这是过敏现象,出现这种情况就不要勉强去尝试了;⑥如果孩子出现发热、尿少、便血以及腹泻加重的情况,一定要去医院进行检查,明确是感染因素还是非感染因素以及脱水的程度,及时用药干预,以免延误治疗。

5. 呕吐的常见原因及家庭护理策略

很多新生儿都会有呕吐的现象,新生儿科医生看过后会说"咽羊水了,吐干净就没事了"。但有的孩子比较任性,总是吐,已经影响正常的喂养,这个时候医护人员会用生理盐水清洗一下胃。如果呕吐比较顽固,就要进一步检查有没有肠梗阻或者先天性幽门肥厚狭窄可能。

孩子长大了,吃饭能接近成人饮食,消化系统已经慢慢成熟,这时候很少会有呕吐现象,门诊就医的大部分是急性胃肠炎,也有的孩子吃得比较多、比较杂,也会出现呕吐现象。呕吐伴有严重的腹痛要考虑肠套叠、阑尾炎、小儿疝气的可能。有的孩子呕吐持续时间长、反复,这个时候无论是否有"喷射性"呕吐,都要考虑中枢性呕吐的可能,即因大脑受到异常刺激引起的呕吐。引起中枢性呕吐的原因包括颅脑外伤引起的脑出血、脑炎、脑部肿瘤、脑积水等。还有一些药物或眩晕引起的呕吐,在儿童很少见。

对于呕吐的孩子,也要先评估一下孩子的情况是否能够继续在家观察。首先要看呕吐后精神状态是不是很好,有没有特别痛苦的表情,是否伴有发热,尿少不少,特别重要的一点是呕吐前有没有头颅外伤史。如果有以上任何同时存在的症状,最好去就近医院检查。如果没有伴随症状,呕吐后孩子能少量进食、饮水,或孩子在医院诊断为急性胃肠炎,医生开药后可以居家吃药治疗,这时候爸爸妈妈就要做好以下家庭护理的工作。

首先,要有爸爸妈妈的陪伴,除了给生病的孩子心理上有一个强大的依靠,还有重要的一点是防止误吸的发生。特别是婴幼儿,吃奶后10~15分钟,一定要有父母在身边,为了防止误吸也可以让孩子侧卧。

其次,饮食上清淡,选择易消化的食物,可以是米粥、煮烂一些的面条等,少量多次喂,减少胃肠道负担。如果孩子没有胃口,可以不着急进食,避免强行进食再次引发呕吐。

再次,呕吐的孩子要适当补水,以口服补液盐为好,一般的药店都有销售,按比例冲服,口感可能有点咸,可以少量多次饮用。

最后,如果明确是急性胃肠炎引起的呕吐,呕吐物要及时处理,污染的衣物、地面也要及时消毒。同时也要给孩子准备专用的餐具、水杯,并及时消毒。

第二节　儿童常见疾病

1. 幼儿急疹

什么是幼儿急疹? 幼儿急疹是 3 岁以内孩子常见的一种发热出疹性疾病,也是由病毒感染引起,其特点是突然发热,持续 3~5 天后体温下降,继而皮肤出现红色斑丘疹。

幼儿急疹孩子会出现哪些症状? 幼儿急疹多在 2 岁以内发病,孩子 6 月龄以后的第一次发热往往是幼儿急疹引起的。故其开始的症状是无明显诱因的高热,体温可达 39~40℃,即使高热有的孩子精神状态却很好,玩耍如常,饮食正常,还有一部分孩子可能会出现高热惊厥,一般有家族史的孩子更容易出现高热惊厥。细心的家长还会发现孩子颈部或耳后会有黄豆大小的小"疙瘩",这一般是肿大的淋巴结。去医院后医生会说"嗓子有点红,扁桃体肿大"等。发热 3~5 天后体温开始下降,一般是突然 3 天后体温就正常了,热退后开始出疹,皮肤可见红色的斑丘疹,最初往往在面部及躯干被发现,然后逐渐遍布全身,皮疹持续 1~2 天后逐渐消退,皮肤恢复如初。

幼儿急疹怎么治? 幼儿急疹是由病毒引起的,尚无特效抗病毒药。但即便如此父母也不用特别担心,幼儿急疹往往无严重并发症,以对症治疗为主。发热的孩子可口服退热剂,同时适当补充水分。儿童常用的口服退热剂有对乙酰氨基酚和布洛芬,选一种就可以,注意 24 小时内应用同一种退热剂不要超过 4 次。如果出现高热惊厥现象,爸爸妈妈一定自己不要慌,可以用毛巾等垫在孩子上下牙之间,避免抽搐时咬伤口舌(但应防止毛巾导致窒息),同时让孩子平躺,头部歪向一侧,避免呕吐物引起误吸,抽搐一般在 3~5 分钟缓解,如果抽搐不缓解一定要到就近的儿童医院处理。

如何在家中护理幼儿急疹的孩子? 在家中应监测孩子体温,暂时找不到体温计的父母可以先用手摸摸孩子的额头、手心、脚心以及后背,如果感觉明显发烫,孩子睡眠不安,并且发出"哼唧哼唧"的声音,应用退烧药进行降温处理。家中要常备体温计,监测孩子的体温非常重要。发热的孩子会丢失很多水分,因此要尽量多喝水,也可以让孩子喝一些果汁。饮食要清淡,以易消化的食物为主。出疹后有的孩子会有痒感等不适,可以用炉甘石洗剂外用止痒。

有的爸爸妈妈会问出疹的孩子是不是不能出去玩、不能见风?能不能洗澡? 这些都是允许的。需要注意的是孩子生病期间要适当隔离,不要去人多的地方,避免交叉感染。

2. 手足口病

手足口病是由肠道病毒感染引起,以发热,手、足、口、臀等部位皮疹或疱疹,口痛、咽痛为主要表现的一种儿童常见传染病。5 岁以下儿童多发。肠道病毒喜欢在湿、热的环境下生存,故夏季高发。

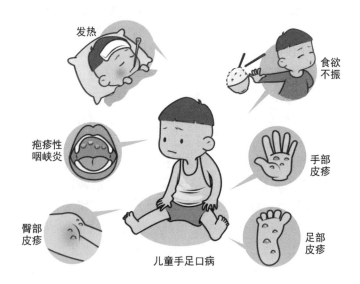

发热

食欲不振

疱疹性咽峡炎

手部皮疹

臀部皮疹

足部皮疹

儿童手足口病

孩子是怎样感染手足口病的？ 引起手足口病的病毒以柯萨奇病毒 A 组 16 型(CV-A16)和肠道病毒 A71 型(EV-A71)最常见，其中，重症及死亡病例多由 EV-A71 所致。已感染的患儿和隐性感染者是主要的传染源。密切接触是手足口病重要的传播途径，此外，通过呼吸道飞沫亦可传播。主要感染途径有：感染者的粪便、咽喉分泌物、唾液和疱疹液等可造成广泛传播；饮用或进食被病毒污染的水和食物；接触被病毒污染的手、玩具及毛巾、杯子、餐具等生活用品。

孩子感染手足口病都有哪些表现？ 绝大多数为普通型，症状较轻，病程 7~10 日，预后良好。大多初起有低热、轻咳、流涕，伴口痛、咽痛、拒食、流涎、哭闹，有的出现恶心甚至呕吐等。口腔黏膜散在疱疹或溃破成浅溃疡，主要发生在舌部、软腭、牙龈和口唇，大约 1 周自愈。皮疹主要发生在手、足、口、肘、膝、臀，对称分布，为红色斑丘疹或疱疹，皮疹数目不定，几个至数十个不等，不痒，偶有疼痛，一般 3~5 天消退，无色素沉着，不留瘢痕。

部分病例仅表现为单独发生的疱疹性咽峡炎，表现为高热、咽痛，口腔后部、软腭弓及悬雍垂上疱疹；也有部分病例仅表现为皮疹；个别患儿可无皮疹；部分手足口病患者(多见于 CV-A6、CV-A10 感染者)在病后 2~4 周有指(趾)甲脱落的症状，新甲于 1~2 个月长出。

父母如何识别重症手足口病？ 因少数患儿发病后迅速累及神经系统，表现为脑干脑炎、脑脊髓炎、脑脊髓膜炎等，发展为循环衰竭、神经源性肺水肿的患儿病死率高。因此，早期识别手足口病重症非常重要。首先，应认识手足口病重症的几个高危因素：年龄<3岁；病程前 3 天；EV-A71 感染。病例若出现以下情况应警惕可能发展为重症病例危重型：①持续高热不退，体温超过 39℃，常规退热方法体温不易降至正常，退热间隔小于 4 小时，且高热持续 3 天以上；②神经系统异常表现，出现精神萎靡、反应弱、头痛、眼球震颤或上翻、呕吐、易惊、肢体抖动、吸吮无力、站立或坐立不稳等；③呼吸异常，呼吸增快、减慢或节律不整，安静状态下呼吸频率>40 次/分；④循环功能障碍，心率增快(>160 次/分)、冷汗、四肢末梢凉、皮肤发花；⑤血常规白细胞计数≥15×10^9/L；⑥出现应激性高血糖，血糖>8.3mmol/L；⑦血乳酸升高，出现循环功能障碍时，通常血乳酸≥2.0mmol/L。符合以上任何一条，均应及时到医院诊治。

如何治疗手足口病？

（1）一般治疗及护理：包括暂时隔离（自患儿被发现起至症状消失后1周），避免交叉感染；清淡饮食；补充足够水分；保持皮肤清洁；加强口腔护理、淡盐水漱口。

（2）对症治疗：积极控制高热，体温超过38.5℃者，应用退热药物（布洛芬口服，每次5~10mg/kg；或对乙酰氨基酚口服，每次10~15mg/kg）；两次用药的最短间隔为6小时。如有继发细菌感染者，及早应用敏感抗生素。

（3）抗病毒治疗：目前尚无特效抗肠道病毒药物，故无需滥用抗病毒药物。若被识别可能为重症病例的患儿，需住院治疗。

如何预防手足口病？

（1）一般预防：包括注意手卫生，饭前便后、外出回家后使用肥皂或洗手液等洗手；婴幼儿尿布要及时清洗、暴晒或消毒，看护人接触儿童前、替儿童更换尿布后、处理粪便后均要充分洗手；不饮生水，不吃生冷食物；奶瓶、奶嘴、餐具使用前后应充分清洗、消毒；儿童玩具定期清洁消毒；居室勤通风、勤晒衣被；手足口病流行期间不宜带儿童到人群聚集、空气流通差的公共场所，避免接触患病孩子。

（2）接种疫苗：鼓励6月龄至5岁孩子在12月龄前完成EV-A71型灭活疫苗的接种，基础免疫程序为2剂次，间隔1个月。

3. 流行性感冒（流感）

什么是流行性感冒？　流行性感冒简称流感，是由流感病毒引起的急性呼吸系统传染病，可以出现高热、头痛、乏力、眼结膜充血和全身肌肉酸痛等症状，在流感流行季节，孩子出现发热，同时伴有恶心、呕吐及腹痛等消化道症状就有可能是流感。

流行性感冒与普通感冒有何不同？　流行性感冒与普通感冒都是由病毒引起，在症状上有很多类似的地方，比如都有可能出现发热、咳嗽、流涕、打喷嚏、嗓子疼等症状。在生活中如何去区分呢？

首先，流感的传染性强，每年冬季流行季节，都会有很多孩子被传染上流感，是冬季发热就诊的主要原因。而普通感冒没有那么强的传染性。

其次，流感的全身症状重，得了流感的孩子更容易出现高热、打蔫、精神不好，会表达的孩子会告诉父母腿疼、胳膊疼等。而普通感冒也会出现以上全身症状，但是相对于流感要轻一些，流涕、打喷嚏等症状反而较流感明显一些。

流感对孩子的危害更重，易引起较为严重的并发症，如中耳炎、肺炎，甚至引起病毒性脑炎等。因此如果在流感流行期间孩子出现高热、咳嗽等情况建议早就诊，早治疗。

流行性感冒怎么治疗？ 流感是一种传染性疾病，如果家中孩子被确诊了流感，一定要做好居家隔离，避免与孩子及老年人接触。然后做好护理工作，多休息，多喝水，饮食要兼顾易吸收和富含营养两方面因素。

按时、按疗程服用抗病毒药，如奥司他韦建议在发病 48 小时内服用，疗程 5 天。及早服用抗病毒药可以有效降低流感的并发症。

家长如何识别重型流行性感冒？ 孩子得了流感，如果在生病期间出现以下表现就要考虑是重型流感了，必须立即到医院：高热，体温大于 39℃，持续 3 天以上，同时伴有剧烈咳嗽，咳脓痰；呼吸频率较前明显加快，或者出现用力吸气现象，吸气时可见肋间隙有凹陷，口唇青紫；精神状态不好，有嗜睡或者惊厥抽搐现象；有严重的呕吐、腹泻，甚至出现尿少、皮肤干燥等脱水表现。

如何预防流行性感冒？ 外出活动中，特别是流感季节一定要注意做好个人防护，如勤洗手、学会咳嗽礼仪，咳嗽或打喷嚏时用上臂或纸巾、毛巾等遮住口鼻。流感高发季节减少外出，尽量不去人群密集的场所。平时也要多锻炼身体提高自身的免疫力。

另外，接种流感疫苗是预防流感最有效的手段。建议符合接种条件的孩子在流感季节到来前尽早接种。

4. 轮状病毒性肠炎

孩子是怎样感染轮状病毒的? 轮状病毒性肠炎也称"秋季腹泻",是引起孩子腹泻常见的原因之一。因其有传染性,一个孩子得了往往会传染给别的孩子。最常见的传染方式是孩子的小手接触了被病毒污染的物品后,吃饭的时候又不注意洗手,将病毒带进体内。还有一部分小孩子不注意吃了不干净的食物,或者喝了不干净的水也可以被传染。

孩子感染轮状病毒后都有哪些表现? 轮状病毒性肠炎除了肠炎常见的腹痛、腹泻表现外,还可能出现发热、恶心、呕吐症状,这些症状一般在发病初期,中后期的症状会表现为典型的稀水便,大部分会在 5~10 天后缓解。腹泻严重的孩子会有精神反应弱、尿少、皮肤干燥等脱水表现。病情严重的孩子有可能出现惊厥抽搐。

如何治疗轮状病毒性肠炎? 目前没有针对轮状病毒的特效抗病毒药,不过爸爸妈妈也不用担心,轮状病毒性肠炎也是自限性疾病,经过 5~10 天一般都可以自愈。爸爸妈妈要注意孩子的饮食调整,饭量由少到多,由稀到稠,并且选择易消化的食物。门诊就诊后很多医生会给孩子开益生菌和肠黏膜保护剂(蒙脱石散),这些都有缓解腹泻、缩短病程的作用,值得注意的是家里应常备"口服补液盐",可以给孩子兑水喝,虽然口感上有点咸,但既可以防止脱水发生,还可以补充丢失的电解质。

如何预防轮状病毒性肠炎? 首先,要让孩子养成良好的卫生习惯,不吃坏的、过期的食品,不吃掉在地上的食品。其次,让孩子养成饭前、便后洗手的习惯。告诉孩子正确洗手可以预防很多疾病。最后,可以选择接种轮状病毒疫苗,这也能起到较好的预防作用。

5. 湿疹

什么是湿疹? 湿疹是由多种内外因素引起的具有明显渗出倾向的慢性皮肤炎症性疾病,伴有明显的瘙痒,易复发。任何年龄段均可发病,婴幼儿和儿童最常见。有研究表明,如果在婴儿期患有湿疹,长大后发生过敏性鼻炎或哮喘的风险更大。

湿疹有哪些表现? 根据年龄、发病部位和皮肤损害的形态学特征,将湿疹分为三个临床阶段:

(1)婴幼儿期(0~3 岁):多表现为出生后 1~2 个月面颊部瘙痒性红斑,继而在红斑基础上出现针尖大小的丘疹、丘疱疹,密集成片。皮损呈多形性,边界不清,搔抓或摩擦后很快形成糜烂、渗出和结痂,并可迅速扩展至头皮、额、颈、腕及四肢伸侧等部位,患儿因瘙痒常烦躁伴哭闹不安,以至影响睡眠。一般在 2 岁以内逐渐好转、痊愈,部分迁延至儿童期。

(2)儿童期(3~12 岁):皮疹以干燥为主,皮损以丘疹和苔藓化为主,皮损分布由婴幼儿期的头面部及四肢伸侧向屈侧转移,主要累及肘窝和腘窝。

(3)青少年期(12~18 岁):皮损常表现为局限性苔藓样变。好发于眼周、颈周、肘窝、腘窝、四肢、躯干,瘙痒剧烈,搔抓后出现血痂、鳞屑、色素沉着等继发皮损。

孩子为什么会得湿疹? 湿疹的病因和发病机制比较复杂,涉及遗传、环境及免疫等多种因素。

遗传因素:父母一方或双方为过敏性体质,孩子发生湿疹的风险明显增加。

过敏原:包括食物性和吸入性过敏原。3 岁以下婴幼儿湿疹与食物过敏相关性高,多以蛋、牛奶、鱼、贝类、小麦、花生和大豆多见;4 岁以上儿童对吸入性抗原的敏感性增加,以尘螨、花粉、宠物皮毛和霉菌多见。

感染:病毒及微生物感染,常见的微生物如金黄色葡萄球菌等。

药物:如青霉素、氯霉素、X 线造影剂等均可引起湿疹型的药疹。

此外,生活环境(化学刺激物、空气污染)、生活方式(过度清洁)及精神心理压力(紧张、焦虑、抑郁等)均可加重湿疹的发生。

如何治疗湿疹? 外用糖皮质激素是治疗湿疹的最佳方案,切不可盲目恐惧激素,也不可乱用激素,应在专科医生评估和指导下,根据孩子湿疹的严重程度规范给予相应强度及相应疗程的外用激素治疗。此外,急性期湿疹有大量渗出时,应选择 3% 硼酸溶液、0.1% 盐酸小檗碱溶液、0.1% 依沙吖啶溶液等湿敷;合并感染的湿疹,需联合外用抗生素软膏。

如何护理湿疹孩子? 湿疹孩子的护理应从"衣、食、住、护"四个方面着手。

"衣"——穿衣护理:衣物应略薄、纯棉质地、宽松柔软。

"食"——饮食护理:提倡母乳喂养,辅食添加开始时间同正常婴儿,建议少量、逐一添加,充分蒸煮,对明确过敏的食物应避免食用。

"住"——居室环境:应通风、凉爽和清洁,室内湿度保持在 30%~50%,勤换床单、被单,不养宠物,不铺地毯,少养盆栽植物,尽量减少居室环境里的过敏原。

"护"——皮肤护理:是治疗湿疹非常重要的一个环节。洗澡可以清除皮肤表面的碎屑及痂皮,使皮肤清洁;减少皮肤表面的金黄色葡萄球菌定植,降低细菌感染的概率;增加皮肤含水量;增加母子间的乐趣,促进感情交流。但湿疹孩子洗澡是有"讲究"的,洗澡水温不宜过热,一般建议 36~38℃ 温水浴;洗澡时间不宜过长,5~10 分钟为宜,不宜超过 20 分钟;洗澡频次建议每日一次或隔日一次;清水洗澡即可,不宜频繁使用皮肤清洁剂,必要时使用低敏无刺激 pH 为 6 的弱酸性皮肤清洁剂;此外,洗澡过程中不建议用毛巾搓澡,以免破坏皮肤屏障。润肤剂可以阻止皮肤水分蒸发、增加皮肤含水量、补充外源性皮肤脂质含量、修复受损的皮肤、改善皮肤屏障功能,因此,湿疹孩子外用润肤剂也非常重要,润肤剂的使用应根据气候、皮损部位和特点合理选择相应的剂型(润肤露 / 乳、润肤霜、润肤膏),一般浴后 3 分钟内立即使用效果最好,每日 1~2 次。

6. 过敏性鼻炎

什么是过敏性鼻炎? 过敏性鼻炎是近年来儿童很常见的一种疾病,是由于过敏原被吸入呼吸道,在鼻黏膜发生免疫反应的一种过敏性疾病。

出现哪些症状提示孩子可能患有过敏性鼻炎？ 过敏性鼻炎有四大典型症状：鼻痒、鼻塞、打喷嚏、流鼻涕。可见，过敏性鼻炎和感冒症状非常像，但要记得，感冒除了四大典型症状，一般还会伴随发热、咽痛、头痛、四肢无力、肌肉酸痛、胃肠道不适等症状，切不可把两者混淆，误把过敏性鼻炎当感冒治，自服大量的感冒药也不见效果，耽误了过敏性鼻炎的治疗。

什么原因可引起过敏性鼻炎？常见过敏原有哪些？ 过敏性鼻炎主要由遗传和环境两大原因所致。过敏性鼻炎有明显的家族遗传特征。有研究表明，若父母双方都不是过敏体质，儿童患病率为 13% 左右；若父母一方是过敏体质，儿童患病率为 29% 左右；若父母双方都是过敏体质，则儿童患病率高至 47% 左右；若父母双方都患有同样的过敏性疾病，则儿童患病率可高达 72% 左右。

此外，特定的过敏原以及环境污染也是导致过敏性鼻炎的主要原因。导致过敏性鼻炎最常见的过敏原包括：尘螨、霉菌、花粉、宠物皮毛屑等吸入性过敏原。

如何治疗过敏性鼻炎？ 过敏性鼻炎的治疗包括鼻冲洗、药物治疗和脱敏治疗。

（1）鼻冲洗：可以清除鼻腔内的分泌物、过敏原、病原微生物，是治疗过敏性鼻炎的重要方法之一。

（2）药物治疗：强调最好在过敏专科医生指导下规范用药。简单介绍几种治疗过敏性鼻炎的常用药：抗组胺药（抗过敏药）——推荐口服或鼻喷第二代或新型 H1 抗组胺药，如西替利嗪或氯雷他定等，可缓解鼻痒、喷嚏、流涕症状，是轻度过敏性鼻炎的首选治疗药物。鼻用糖皮质激素——对改善鼻塞、流涕、喷嚏、鼻痒症状均有效，是中 - 重度持续性过敏性鼻炎治疗的首选药，也可用于轻度过敏性鼻炎。在医生指导下正确使用激素是安全无害的。抗白三烯药——常用的孟鲁司特钠，常与鼻用糖皮质激素联用，适用于中 - 重度持续性过敏性鼻炎，特别是合并支气管哮喘者。

（3）脱敏治疗：医学术语称过敏原特异性免疫治疗，是指确定了过敏原后，将该变应原制成过敏原提取液，并配制成不同浓度，经注射或口服途径由低浓度至高浓度,由小剂量至高剂量反复接触,从而提高对该过敏原的耐受性,当再次接触该过敏原时,就不再产生过敏或过敏症状减轻。脱敏治疗是目前过敏性疾病唯一"治根"的方法,可以在过敏专科医生的建议和指导下治疗。

如何预防过敏性鼻炎? 预防过敏性鼻炎最主要的是做好过敏原环境的防控。

(1)针对尘螨:将室内相对湿度控制在50%以下是控制螨过敏原最常用的方法;用防螨材料的包装套包裹床垫、枕头;每周用55℃以上的热水清洗一次床单、枕套、毛毯、床垫套,可杀死螨和绝大多数螨过敏原;干洗也是杀死螨的有效方法;每天洗头也是控制螨过敏原的好方法;被褥须定期阳光下暴晒5~6小时和充分拍打;室内不铺地毯;经常清洗窗帘,或使用百叶窗代替窗帘、遮光帘;家庭装饰织物应换为乙烯树脂或皮革垫;使用木制家具,不用软垫家具;每周定期清洗床上的毛绒玩具或不要放置;安装高效空气过滤网装置,可高效过滤空气中直径为0.5~2μm的微粒;不使用风扇。

(2)针对霉菌:因霉菌喜湿热,须控制好室内温度和湿度,如夏季多开窗通风,保持空气流通;必要时使用除湿器,控制湿度在50%以下;或经常使用活性炭以保持家中干燥;冬季避免过度供暖;避免使用地毯和软垫,确需使用应避免潮湿;及时清除发霉的书籍、报纸和衣物;衣物完全晾干再收,定期翻晒被褥;因潮湿的土壤里可能隐藏大量霉菌,故室内和阳台尽量不要摆放盆栽植物;空调滤网、加湿器也是主要的霉菌繁殖地,因此须定期清洗或更换;若墙壁、天花板发现大片霉斑,可选用防水、防霉效果好的乳胶漆重新粉刷;浴室、厨房等不容易保持干燥的地方,可使用60℃以上的热水进行清洁,抑制霉菌生长;定期给冰箱除霜、清洗并保持干燥,保持冰箱内盛水器清洁干燥;及时清理厨房等处的垃圾,避免霉菌生长。霉菌过敏除做好居室内的霉菌控制外,还应尽量避免在以下环境逗留,如:室内游泳池、蒸汽浴室;温室花房和枯草较多的地方;地下室、阴暗潮湿的房间;旧房拆迁处;阴雨季节的森林、草原等。

(3)针对花粉:关注花粉浓度预报,在花粉浓度较高的天气尽量避免外出及剧烈运动;避免到花粉浓度较高的区域,如春天避免到公园等树木花粉较多的区域,秋天避免爬山或去草原等杂草花粉较多的区域;花粉季外出注意戴口罩、封闭式眼镜,或使用花粉阻隔剂阻止花粉与结膜、鼻黏膜的接触,回到室内后尽可能清洗脸部、眼睛、鼻腔等粘有花粉的部位;睡前洗澡,以及时清除身体其他部位粘有的花粉;花粉高峰季节,要关好门窗、车窗,有条件可安装空气净化器;花粉季节,不要将粘有花粉的衣服晾在室内,要及时清洗等。

(4)针对宠物过敏原:尽可能不在家中饲养宠物,如必须饲养,尽可能让宠物在室外活动,不要让宠物待在家中,尤其不要在卧室内;每周给宠物洗澡 1~2 次;避免触摸宠物,如接触应立即洗手;使用配有特殊集尘袋的真空吸尘器室内除尘;尽量避免与饲养宠物的人接触;避免乘坐宠物坐过的汽车。

7. 儿童哮喘

什么是哮喘? 哮喘(支气管哮喘)是由多种原因引起支气管的慢性炎症,从而导致气道高反应,就是指气管比较敏感,从而出现反复喘息、咳嗽、气促、胸闷的症状。

出现哪些症状提示孩子可能患有哮喘? 如果孩子出现反复喘息、咳嗽、气促、胸闷,多与接触过敏原、冷空气、物理或化学性刺激、感冒、运动以及大哭大笑等有关,常在夜间和 / 或凌晨发作或加重,应尽快到医院过敏反应专科就诊,向医生说明病情并完善肺功能、过敏原等检查,早期诊断,接受规范治疗。

哮喘发病原因有哪些? 哮喘发病机制复杂,主要与以下因素相关:

(1)遗传因素:有研究表明,父母均无过敏史儿童哮喘发病率为 10%,父母一方有过敏史儿童哮喘发病率为 25%,父母双方均有过敏史儿童哮喘发病率为 40%。

(2)呼吸道感染:特别是病毒感染容易诱发哮喘发作。

(3)过敏原刺激:尘螨是导致哮喘最常见的过敏原。此外,霉菌、花粉、宠物皮毛屑经呼吸道吸入也是不容忽视的导致哮喘的过敏原。

（4）物理 / 化学因素：气候改变（气温骤变、换季等）、空气污染（包括室内装修甲醛、香烟、雾霾等）、药物（如阿司匹林）等都是诱发和加重哮喘的重要原因。

（5）心理因素：紧张、焦虑、愤怒等精神刺激、情绪波动和不良的生活习惯均与哮喘发病相关。

哮喘如何治疗？ 哮喘治疗和过敏性鼻炎治疗相似，需要综合性的治疗，主要包括规范的药物治疗、自我管理、过敏原环境防控、脱敏治疗等主要方面。过敏原环境防控和脱敏治疗参照本节儿童常见疾病"6. 过敏性鼻炎"相关内容。

哮喘治疗药物种类繁多，主要分两大类：①哮喘控制药物，需长期、每日用药，主要通过抗炎作用控制哮喘；②哮喘缓解药物，按需使用，可快速缓解咳喘症状。应定期前往哮喘专科门诊随诊，根据症状控制、肺功能并结合个体风险因素综合评估后定期调整用药。

如何在家中自主管理哮喘？ 哮喘是一种慢性气道炎症性疾病，除在医生指导下坚持长期治疗外，自我管理也举足轻重，包括：学会哮喘控制药物的吸入技术；学会家庭自我监测肺功能、早期识别哮喘发作；学会并养成记录哮喘日记的习惯；学会使用常用的哮喘控制问卷自我评价哮喘控制情况；定期与专科医生沟通，调整治疗方案等。

8. 严重过敏反应

什么是严重过敏反应？ 严重过敏反应是一种突然出现、危及生命、累及全身多系统的过敏反应。严重过敏反应在儿童中发病率逐年升高，约 1/3 儿童严重过敏反应可反复发作。

什么原因可能引起严重过敏反应？ 食物是儿童严重过敏反应的主要诱因。有报道，严重过敏反应在我国 0~3 岁儿童最常见的食物诱因是牛奶（62%），青少年最常见的食物诱因是小麦。经口食入食物途径诱发严重过敏反应最常见；食物过敏原通过吸入或接触途径，如对牛奶蛋白过敏，在煮牛奶时可能通过吸入空气中散发的牛奶蛋白过敏原或皮肤接触到牛奶而导致严重过敏反应。此外,皮肤接触、昆虫叮咬、药物、疫苗等均可诱发儿童严重过敏反应。

严重过敏反应会有哪些表现? 严重过敏反应可导致皮肤黏膜、呼吸、循环、消化等全身多系统症状,表现为:

(1)皮肤黏膜系统:皮肤广泛的风团、红斑、瘙痒,耳廓口唇眼睑红肿。

(2)呼吸系统:突然出现的频繁剧烈咳嗽、喘息、鼻塞、流涕、声音嘶哑、口周青紫、呼吸困难,大龄儿童自诉咽部有堵塞感。

(3)循环系统:可表现为面色苍白,手脚发凉,脉搏增快。

(4)消化系统:可能出现腹痛、腹泻、持续性呕吐。

(5)神经系统:婴幼儿多出现停止玩耍、持续哭闹、过度依赖家长的陪伴。

若暴露已知或可疑过敏原数分钟至数小时内出现上述两个或两个以上系统症状,应高度警惕是否发生了严重过敏反应。

严重过敏反应如何治疗和预防? 严重过敏反应需迅速积极治疗,抢救的药物首选肾上腺素肌内注射。同时辅助抗过敏药物(如西替利嗪或氯雷他定),必要时还需给予扩张支气管药物(如沙丁胺醇)对症缓解呼吸道症状,同时迅速急诊就医并留院观察。

严重过敏反应重在预防。首先应在医生协助下明确导致严重过敏反应的诱因,然后严格避免过敏的食物、药物、昆虫蜇刺等。

如确认为食物过敏所致,须严格避免过敏食物、交叉过敏食物以及用此成分加工或食品生产线上可能含有该成分的食物;养成看食品成分表、配料表的习惯,识别可能隐藏的食物过敏原;儿童尽量不随便接受别人分享的小食品;在幼儿园、学校或外面餐厅就餐时,提前告知老师或餐厅需要忌口的食材,避免误食引发严重过敏反应。

如曾有药物引发的严重过敏反应,应把曾经过敏的药物用红色笔标记在病历本首页,并在就诊时主动告知医生,避免再次使用该药物以及存在交叉过敏的药物。

如曾因昆虫蜇刺引发严重不良反应,应尽量避免野外活动;避免在野外就餐;避免穿色彩鲜艳的衣服等,以降低再次蜇伤的风险。

9. 过敏性结膜炎

什么是过敏性结膜炎？ 过敏性结膜炎是指空气中的过敏原与眼睛表面接触，导致结膜发生的一种过敏性炎症反应。

过敏性结膜炎主要有哪些症状？ 过敏性结膜炎多数会出现眼痒、流泪、畏光、异物感、反复眼红、晨起黏丝状分泌物、打喷嚏、流涕等症状，其中眼痒发生率为99%~100%；流泪、畏光、异物感发生率为72%~80%，均为主要症状。婴幼儿主要表现为揉眼和流泪；学龄及学龄前儿童多以眨眼为主要症状；也有以咳嗽及全身不适为主诉的儿童过敏性结膜炎发生。

过敏性结膜炎的主要病因是什么？ 首先，存在过敏性体质的基础：过敏性结膜炎患者调查中发现约40%家族成员中有过敏性体质。其次，过敏原诱发：常见引发过敏性结膜炎的过敏原有花粉、灰尘、尘螨、隐形眼镜等，其中以花粉最常见。此外，季节因素如在我国北方地区，花粉过敏孩子在2—5月以及8—10月份的花粉季会出现明显眼痒、眼红等过敏性结膜炎症状。

过敏性结膜炎该如何治疗？ 过敏性结膜炎药物选择主要涉及以下七大类：①抗组胺药及肥大细胞稳定剂双向药物：如0.1%奥洛他定滴眼液、0.05%氮卓斯汀滴眼液、0.05%酮替芬滴眼液；②肥大细胞膜稳定剂：如0.1%吡嘧司特滴眼液、色甘酸钠滴眼液；③抗组胺药/抗组胺减充血复方制剂：如0.05%依美斯汀滴眼液；④糖皮质激素：如0.02%氟米龙、0.5%氯替泼诺、0.1%地塞米松、1%泼尼松龙；⑤非甾体激素类抗炎药：如普拉洛芬滴眼液；⑥免疫抑制剂：如0.1%他克莫司或0.1%环孢素A滴眼液；⑦人工泪液（稀释和冲刷过敏原作用）：如玻璃酸钠滴眼液。过敏性结膜炎用药复杂，具体用药应在专科医生指导下，根据疾病严重程度及用药目的进行选择。

如何预防过敏性结膜炎？ 尽量避免或减少接触过敏原，改善生活环境有助于缓解和控制过敏性结膜炎病情。尘螨过敏患者应做好室内清洁和除螨工作；花粉过敏患者则应在花粉季节尽量少去花草树木茂盛的地方，必要时佩戴护目镜；空气污染严重时患者应适当减少户外活动时间；眼部清洁及凉敷能一定程度减缓眼痒等不适。

过敏性结膜炎需要注意哪些事项？

儿童用药要小心、谨慎，尤其要注意避免滥用抗生素。

在儿童过敏性结膜炎治疗中强调抗过敏药与人工泪液的联合使用，通常情况下先滴人工泪液，间隔 10 分钟再点抗过敏药，1 个疗程通常是 2 周，可以连续用 1~2 个疗程然后停药，切忌症状刚有缓解就停药。

儿童慢性过敏性结膜炎在炎症急重期应考虑激素冲击，当然，激素冲击治疗必须严格遵守医嘱！因为即使是局部使用激素类眼药也会引发诸如继发性高眼压和长期使用激素引起的并发性白内障等副作用。对这些激素的副作用要格外小心，通常在开始使用激素的 2 周内要每周复查 1 次，重点关注眼压变化，防止发生激素性高眼压，及时发现即刻停药，副作用很快会得到缓解。如果长期使用激素没有及时复查，一旦出现并发性白内障则是不可逆的，需要特别注意，长期使用激素治疗时每周复查一次。

对于规范用药治疗超过 2 周而眨眼症状不能缓解的，特别是同时合并面部肌肉动作的儿童要警惕抽动症的可能，提醒家长及时到儿童精神科就诊。在开始抗过敏治疗前如果患儿已经存在上述表现以及眨眼动作过于夸张，也应尽早到儿童精神科就诊，即使最初眨眼原因是过敏性结膜炎，一旦形成抽动症则需要专科治疗干预。

第三节 儿童意外伤害

1. 气管支气管异物吸入紧急处理策略

气管支气管异物，简单地说就是本该进入食管的食物，或者其他不可食用的东西进入了气管，也就是卡在了气管或支气管。在我国，气管支气管异物占 0~14 岁儿童意外伤害的 7.9%~18.1%，约 80% 的患儿年龄为 1~3 岁。常见的异物为可食性异物,包括植物性异物如花生米、瓜子、豆类、坚果、葡萄、果冻等,约占 92%;动物性异物如骨头、鱼刺等,约占 3%;其他异物如弹簧、金属丝、笔帽、纸片、口哨等,约占 5%。

气管支气管异物发生的原因是什么? 气管支气管异物的原因主要与儿童生理和心理发育水平有关,如 3 岁以下儿童磨牙未萌出,咀嚼功能不完善,吞咽协调和喉的保护功能不健全,喜欢口含玩物等均可导致异物吸入的发生。此外,家庭看护不当也是主要原因之一。

气管支气管异物该怎样急救? 气管支气管异物,因异物卡在呼吸要塞,如处理不当或发现不及时,可能导致窒息、心搏骤停等生命危险,因此发生异物吸入时,家庭自救对挽救生命、缓解窒息、为异物取出赢得宝贵时间非常重要。主要方法有:

上腹部拍挤法(海姆立克式法):此方法适用于 1 岁以上儿童。家长站立或跪蹲在孩子身后,双手环抱孩子,一手握拳,虎口贴在孩子剑突位置(肚脐以上的腹部中央),另一只手握住该手手腕,用猛力收紧双手臂,使握拳的虎口向孩子腹部内上方猛烈回收,如果没有异物冲出,可反复 5~10 次,直到异物被冲出,但要注意操作的力度,用力过猛或操作不当有导致腹腔和胸腔脏器损伤的风险。

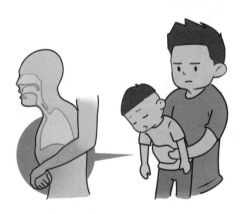

上腹部拍挤法(海姆立克式法)

拍背法：适用于 1 岁以下婴幼儿。

让孩子头低于躯干，在孩子后背肩胛骨之间用力向下冲击性地拍打，可重复多次，5 次背部拍打 +5 次手指胸部按压，直至异物冲出。

操作步骤：

1）抱起宝宝，将宝宝脸朝下，使其身体依靠在成人大腿和膝盖上；下巴可放在成人拇指和食指之间；注意让宝宝头低于躯体，这样阻塞物才能在重力作用下向嘴的方向排出。

2）单手迅速且用力拍宝宝两肩胛骨之间 5 次；

3）将婴儿翻正，在婴儿胸骨下半段（不要放在胸骨顶端），用食指和中指向下按压，深度 2.5cm 左右，迅速按压 5 次；

4）重复上述动作，直到异物排出为止或救援到来，可重复多次。

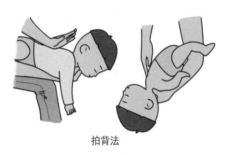

拍背法

如何预防儿童气管支气管异物发生？ 首先，教育儿童不要养成口内含物的习惯；当孩子嘴里有食物时，不要引逗孩子哭笑；不要边走路边吃东西；发生呕吐时，把头偏向一侧，避免误吸；咽部有异物时设法诱导吐出，不可用手指挖取；尽量不给 3 岁以下孩子吃花生、干果、豆类食物；小件物品及玩具应放在孩子拿不到的地方；年幼孩子要在家长监护下进食、玩耍等。

2. 常见误服的处理策略

常见误服原因及注意事项有哪些？ 我国每年因儿童误服导致的严重意外伤害屡见不鲜。究其原因主要如下：

家长麻痹大意,看错医生的用药医嘱给孩子超量喂药;家庭常用药物未做妥善管理,儿童好奇心强,模仿成人用药动作而误服成人用药且超量。

婴幼儿习惯拿到东西就放入口中。幼儿期常误将药片当糖丸,或将味道香甜的药品糖浆当饮料、果汁喝。

学龄前期活动范围广,接触毒物机会增多。

青春期儿童情绪不稳定,学业压力大,自杀发生率上升。

在农村,将农药瓶与生活用品混放以及用饮料瓶、矿泉水瓶装洗涤剂、消毒液等导致的儿童误服中毒也常有发生。

因此,应加强对儿童的看护和安全教育,识别和消除家庭伤害因素,如家中药品、剧毒物品妥善保管;不擅自给孩子用药;不将外用药放入内服药瓶里,不用食品容器盛放有毒物品。

儿童误服后该怎样急救和处理? 误服一般性无毒副作用的药物,如普通中成药或维生素之类的药物,且误服剂量不大时,可鼓励孩子多喝白开水,使药物浓度稀释并从尿中排除;如误服毒副作用较强、剂量较大的有毒药品时,如降压药、安眠药、抗癫痫药、精神类药、治疗心律失常药等,应尽量把口腔里残留的药物抠出来,并即刻催吐,初步处理后迅速送往医院。送医途中,同时弄清误服的药品名称、剂量、时间,最好带上误服的药品包装或样品,给医生提供可靠的诊断线索;但要注意,强酸、强碱中毒不要催吐,因催吐过程反而会伤到食管、咽喉、口腔黏膜,造成不必要的二次损伤;误服强酸、强碱等腐蚀性很强的毒物,忌用中和剂,因为化学反应可加重损伤。强酸中毒可用弱碱(如肥皂水)中和,强碱中毒可用弱酸(如稀醋、果子水、橘子水)中和,以减低或失去毒性;此外,牛奶、豆浆、蛋清也都有中和酸、碱的作用。牛奶、豆浆、蛋清、面汤、米汤、脂肪(油类)等可以混裹毒物,减少毒物与胃肠黏膜接触,起到保护胃肠黏膜、延缓毒物吸收的作用。

3. 烧烫伤的正确处置与误区

小儿烧烫伤是由高温物质,包括热液、火焰、热蒸汽、热金属或高温物体所引起的组织损伤。常发生于体表,包括皮肤、皮下、肌肉骨骼,也可发生于眼、口腔、呼吸道、食管、胃等。

儿童烧烫伤的主要原因是什么? 婴幼儿常因热水袋、洗澡盆内的热水或碰翻盛热液的容器而烫伤;我国北方地区有锅台连炕的生活习俗,时常发生儿童不慎从炕上跌到热水锅或热油锅里而发生大面积烫伤;化学烧伤由强酸、强碱等化学性物质引起;电能烧伤由电流或雷电引起。

儿童烧烫伤会引起哪些危害? 儿童皮肤薄嫩,遇到热力伤害时,避热能力和逃脱能力较差,因此往往损伤程度较重;儿童体表面积相对较成人大,烧烫伤时由于体液的丢失可能导致低血容量性休克;由于免疫系统发育不成熟,抗感染能力弱,儿童烧烫伤后容易继发感染、发热;烧烫伤后由于炎症渗出以及发热等原因,对营养的需求量明显增加,然而,烧烫伤后孩子往往容易出现腹胀、腹泻、食欲减退等,导致营养摄入量不足而发生营养不良;由于儿童神经系统发育不完善,加之烧烫伤时皮肤受损、散热功能障碍,容易发生呕吐、高热和惊厥;儿童组织增生活跃,深度烧烫伤后易形成瘢痕。

发生意外烧烫时该如何家庭自救以及该避免哪些误区呢?

首先,应迅速脱离热源。烧伤时应帮助儿童就地打滚扑灭火焰,或用水将火扑灭,或用棉被、毯子、大衣等覆盖隔绝空气而灭火。烫伤时应迅速在冷水中小心脱去烫伤部位衣服,衣服不好脱去的情况下不要强行撕脱,可以用剪刀剪开烫伤部位衣服,随后用冷水冲洗或浸泡受伤部位(轻度烧烫伤可以,中重度烧烫伤不建议冲泡,避免低体温发生)。

保持创面清洁。关于烧烫伤的处理,自古至今,民间流传着很多不可取的"偏方",比如在创面涂抹酱油、碱面、黄酱、白酒、牙膏、油膏、猫毛等,切记,这些都是不可以的。可以用食物保鲜膜或清洁纱布包好,保持创面清洁,避免不必要的创面感染及加重皮肤损伤程度。

及时转送医院。在简单、快速处理创面后,应及时送医院进一步救治。

4. 溺水的紧急处理

什么是溺水? 溺水是淹没或浸入液体中导致呼吸障碍的过程。溺水是导致我国人群意外伤害致死的第 3 位死因。0~14 岁儿童占总溺死人数的 56.04%,其中 0~4 岁儿童主要溺死在室内脸盆、水缸、浴池等,5~9 岁儿童多在水渠、池塘、水库中嬉水落水致死,10~14 岁儿童多为游泳致死。溺水发病率呈现男孩高于女孩,南方高于北方,农村高于城市,夏秋季高于冬春季的特点。

溺水会引起什么危害? 首先,水进入口腔时,会反射性地引起屏气,若吸气冲动强烈,水会被吸入气管,引起呛咳,更严重者可发生喉痉挛,导致缺氧和呼吸困难,如果此时没有得到及时救助,水被吸入气管,会继续导致缺氧并出现意识丧失、呼吸暂停及心搏骤停。

若在溺水时被及时营救免于生命危险,发生的损害主要为水被吸入肺泡引起的肺不张、肺水肿、肺出血等肺损伤以及缺氧导致的脑损伤。

此外,溺水后热量散失迅速,由此导致的低体温损害,如肌肉乏力、心律失常(房颤、室颤)、凝血功能异常也非常常见。

如何对溺水患儿实施急救? 一旦发现溺水儿童,应尽快通过各种办法将其救出水面,但施救者一定要保证自身安全。将溺水者救上岸后,应将其仰卧位放置,迅速检查其反应和呼吸(**切记**:没有必要采用各种倒立或挤压腹部的办法试图将吸入气管或胃内的水清除或着急转送医院而贻误最佳抢救时机,因为有些溺水者在溺水时发生喉痉挛或屏气,并未将水吸入肺内,即使吸入一些水也会很快吸收入循环系统),如果神志不清,但有自主呼吸,将其置于侧卧位;如果无自主呼吸,应立即给予人工呼吸;如果人工呼吸后检查未触及脉搏,应立即行胸外心脏按压(胸外按压时可能出现呕吐,应注意将其头转向一侧并用手指清除呕吐物,防止误吸进一步造成肺部损伤);同时应注意保暖复温、呼叫 120 协助急救;注意所有经过任何复苏措施的溺水者,即使意识清楚或外表看似正常,均须送至医院进一步评估或监护。

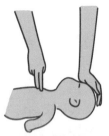

0~1岁婴儿胸外按压(2指)

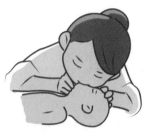

0~1岁婴儿的人工呼吸：
嘴同时罩住婴儿嘴和鼻子，婴儿头稍微后仰。

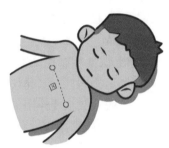

1~8岁儿童胸外按压位置

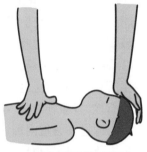

1~8岁儿童胸外按压(单手)

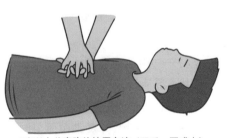

8岁以上儿童胸外按压方法（双手，同成人）

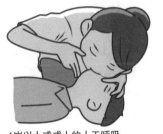

1岁以上或成人的人工呼吸：
捏住鼻子，口对口呼吸，头微微后仰。

　　如何预防儿童溺水？ 儿童溺水是可以预防和控制的。保障水域安全和加强游泳安全教育是减少溺水发生的重要举措。加强对儿童监管是防止溺水发生的关键。

第四节　家庭常备小药箱

家有孩子,免不了日常有感冒发热、拉肚子、蚊虫叮咬、小皮疹、磕磕碰碰,家中配置小药箱,有备无患。那么,小药箱里都装点啥呢?下面来一一梳理:

(1)退烧药:对乙酰氨基酚或布洛芬成分的滴剂或混悬液,是儿童最常用的两种退烧药,儿童感冒发热最常见,而且高热时家长往往都比较着急和焦虑,因此,退烧药是首要必备药品。

(2)腹泻、呕吐用药:儿童消化功能弱,加上饮食节制控制不好、手卫生管理欠妥,难免经常发生腹泻、呕吐等肠道不适,因此,建议备用蒙脱石散、口服补液盐、益生菌这三种药。蒙脱石散主要作用为收敛、止泻,通过在肠道内形成一层保护膜,可以吸附病原体和毒素,使两者失去致病作用;口服补液盐在腹泻或呕吐的早期服用,可以及时补充丢失的水分、电解质等,预防脱水发生;益生菌则起到调节肠道菌群的作用。

(3)抗过敏药:西替利嗪滴剂或糖浆、氯雷他定糖浆,适用于过敏性鼻炎、过敏性湿疹、药物或食物过敏。

(4)皮肤外用药:包括炉甘石洗剂——用于缓解痱子以及蚊虫叮咬后的瘙痒;糠酸莫米松乳膏——用于湿疹以及缓解蚊虫叮咬后较重的肿痛;夫西地酸乳膏或莫匹罗星软膏——用于皮肤感染。

(5)眼药:红霉素眼膏,当眼睛有黄色分泌物,怀疑细菌感染时可以使用,同时小孩子外阴、肛周红肿时也可以外抹。

参考文献

［1］ 胡亚美，江载芳．诸福棠实用儿科学 [M]．8 版．北京：人民卫生出版社，2015: 2602-2609.

［2］ FELDMAN-WINTER L, GOLDSMITH J P, COMMITTEE ON FETUS AND NEWBORN, et al. Safe Sleep and Skin-to-Skin Care in the Neonatal Period for Healthy Term Newborns [J]. Pediatrics, 2016, 138 (3): e20161889. doi: 10. 1542/ peds. 2016-1889.

［3］ 毛萌．萌医生科学孕育在家庭 [M]．成都：四川大学出版社，2020.

［4］ HOGG T, BLAU M. The Baby Whisperer Solves All Your Problems [M]. New York: Simon & Schuster, 2006.

［5］ 毛萌，金星明．儿童保健与发育行为诊疗规范 [M]．北京：人民卫生出版社， 2015.

［6］ 毛萌．儿童保健学分册 [M]．北京：人民卫生出版社，2017.

［7］《中华儿科杂志》编辑委员会，中华医学会儿科学分会儿童保健学组．0~3 岁婴幼儿喂养建议（基层医师版）[J]．中华儿科杂志，2016, 54 (12): 883-890.

［8］ 斯蒂文·谢尔弗，池丽叶．美国儿科学会育儿百科 [M]．北京：北京科学技术出版社，2012.

［9］ 中华医学会耳鼻咽喉头颈外科学分会小儿学组．中国儿童气管支气管异物诊断与治疗专家共识 [J]．中华耳鼻咽喉头颈外科杂志，2018, 53 (5): 325-338.

［10］ 许积德．0-3 岁育儿全程指导 [M]．2 版．上海：上海科学技术出版社，2009.

［11］ 毛萌，李廷玉．儿童保健学 [M]．3 版．北京：人民卫生出版社，2014.

［12］ MINDELL J A, OWENS J A. A Clinical Guide to Pediatric Sleep: Diagnosis and Management of Sleep Problems, Second Edition [J]. Lippincott Williams & Wilkins, 2012, 33 (1): 95.

［13］ 中华人民共和国国家卫生和计划生育委员会．0 岁~5 岁儿童睡眠卫生指

南 ：WS/T 579—2017 [S/OL]. 2017. http://www. nhc. gov. cn/ewebeditor/upload-file/2017/10/20171026154305316. pdf.

［14］ 上海市疾病预防控制中心, 杭州市疾病预防控制中心, 苏州市疾病预防控制中心, 等. 特殊健康状态儿童预防接种专家共识之一：早产儿与预防接种 [J]. 中国实用儿科杂志, 2018, 33 (10): 737-738.

［15］ 上海市疾病预防控制中心, 杭州市疾病预防控制中心, 苏州市疾病预防控制中心, 等. 特殊健康状态儿童预防接种专家共识之四：食物过敏与预防接种 [J]. 中国实用儿科杂志, 2019, 34 (1): 1-2.

［16］ 上海市疾病预防控制中心, 杭州市疾病预防控制中心, 苏州市疾病预防控制中心, 等. 特殊健康状态儿童预防接种专家共识之六：湿疹与预防接种 [J]. 中国实用儿科杂志, 2019, 34 (1): 4-5.

［17］ 中国妇幼保健协会婴幼儿养育照护专业委员会. 婴幼儿养育照护专家共识 [J]. 中国儿童保健杂志, 2020, 28 (9): 1063-1068.

［18］ WORLD HEALTH ORGANIZATION, UNITED NATIONS CHILDREN'S FOUND, WORLD BANK GROUP. Nurturing care for early childhood development: a framework for helping children survive and thrive to transform health and human potential [A/OL]. Geneva: WHO, 2018. https://nurturing-care. org/.

［19］ 学龄前儿童 (3~6 岁) 运动指南编制工作组, 关宏岩, 赵星, 等. 学龄前儿童 (3~6 岁) 运动指南 [J]. 中国儿童保健杂志, 2020, 28 (6): 714-720.

［20］ 向莉, 万伟琳, 曲政海, 等. 中国儿童严重过敏反应诊断与治疗建议 [J]. 中华实用儿科临床杂志, 2021, 36 (6): 410-416.

［21］ [美] 珍妮特·冈萨雷斯 - 米纳, 黛安娜·温德尔·埃尔. 婴幼儿及其照料者：尊重及回应式的保育和教育课程 [M]. 张和颐, 张萌, 译. 8 版. 北京：商务印书馆, 2019.

［22］ [美] 斯坦利·格林斯潘, [美] 南希·布鲁斯劳·刘易斯. 格林斯潘心理育儿 0~5 岁 [M]. 张春晨, 译. 北京：华夏出版社, 2014.

［23］ 中华人民共和国国家卫生健康委员会. 手足口病诊疗指南 (2018 年版) [J]. 中华临床感染病杂志, 2018, 11 (3): 161-166.

［24］ 中华人民共和国卫生部. 手足口病预防控制指南 (2009 版)[J]. 全科医学临床与教育, 2010, 8 (2): 125-127.

［25］ 马琳. 儿童皮肤病学 [M]. 北京：人民卫生出版社, 2014.

［26］ SICHERER S H. Clinical implications of cross-reactive food allergens [J]. J Allergy Clin Immunol, 2001, 108 (6): 881-890.

［27］ 张罗, 韩德民. 儿童变应性鼻炎 [J]. 中华耳鼻咽喉头颈外科杂志, 2010, 45 (6): 525-528.

［28］中华耳鼻咽喉头颈外科杂志编辑委员会鼻科组，中华医学会耳鼻咽喉头颈外科学分会鼻科学组、小儿学组，中华儿科杂志编辑委员会．儿童变应性鼻炎诊断和治疗指南 (2010 年，重庆)[J]. 中华耳鼻咽喉头颈外科杂志，2011, 46 (1): 7-8.

［29］中华医学会儿科学分会呼吸学组，《中华儿科杂志》编辑委员会．儿童支气管哮喘诊断与防治指南 (2016 年版)[J]. 中华儿科杂志，2016, 54 (3): 167-181.

［30］中华医学会呼吸病学分会哮喘学组．支气管哮喘患者自我管理中国专家共识 [J]. 中华结核和呼吸杂志，2018, 41 (3): 171-178.